AF390123

Enfermedad inflamatoria intestinal en la edad pediátrica

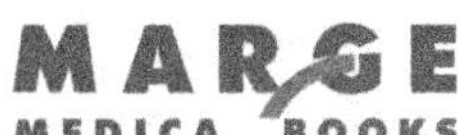

Enfermedad inflamatoria intestinal en la edad pediátrica

Coordinadores:
Elena Ricart Gómez
Javier Martín de Carpi

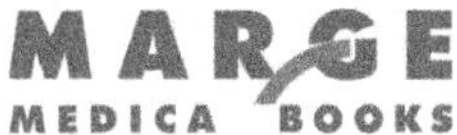

Enfermedad inflamatoria intestinal en la edad pediátrica
Coordinadores: Elena Ricart Gómez, Javier Martín de Carpi
1.ª edición 2013

© de esta edición, incluido el diseño de la cubierta, ICG Marge, SL
© Fotografía de la portada, Carlos Alaez (Servei de Mitjans Audiovisuals de l'Hospital Sant Joan de Déu, Esplugues de Llobregat, Barcelona)

Edita: Marge Médica Books - València, 558, ático 2.ª - 08026 Barcelona (España)
www.marge.es - Tel. +34-932 449 130 - Fax +34-932 310 865

Director editorial: Hèctor Soler
Gestión editorial: Ana Soto, Anna Palacios
Edición: Rosa Serra, David Soler
Colaboración técnica: Carmen Company
Compaginación: Mercedes Lara
Impresión: Novoprint (Sant Andreu de la Barca, Barcelona)

ISBN: 978-84-15340-68-3
Depósito Legal: B-5.403-2013

Reservados todos los derechos. Ninguna parte de esta edición, incluido el diseño de la cubierta, puede ser reproducida, almacenada, transmitida, distribuida, utilizada, comunicada públicamente o transformada mediante ningún medio o sistema, bien sea eléctrico, químico, mecánico, óptico, de grabación o electrográfico, sin la previa autorización escrita del editor, salvo excepción prevista por la ley. Diríjase a Cedro (Centro Español de Derechos Reprográficos, www.conlicencia.com) si necesita fotocopiar, escanear o hacer copias digitales de algún fragmento de esta obra.

Índice

Autores

Carlos Bousoño García
Sección de Gastroenterología,
    Hepatología y Nutrición
Área de Gestión Clínica
    de Pediatría
Hospital Universitario Central
    de Asturias
Oviedo

Santiago Jiménez Treviño
Sección de Gastroenterología,
    Hepatología y Nutrición
Área de Gestión Clínica
    de Pediatría
Hospital Universitario Central
    de Asturias
Oviedo

**M. Ángeles Mairena
    García de la Torre**
Servicio de Psiquiatría y Psicología
Hospital Sant Joan de Déu
Esplugues de Llobregat, Barcelona

Javier Martín de Carpi
Unidad para el Cuidado Integral
    de la Enfermedad Inflamatoria
    Intestinal Pediátrica
Sección de Gastroenterología,
    Hepatología y Nutrición Pediátrica
Hospital Sant Joan de Déu
Esplugues de Llobregat, Barcelona

María Josefa Martínez Gómez
Sección de Gastroenterología
    y Nutrición
Hospital Universitario Niño Jesús
Madrid

Enrique Medina Benítez
Servicio de Pediatría
Hospital Universitario 12 de Octubre
Madrid

Vanessa Muñoz Jové
Servicio de Psiquiatría y Psicología
Hospital Sant Joan de Déu
Esplugues de Llobregat, Barcelona

Víctor Manuel Navas López
Unidad de Gastroenterología
    y Nutrición Pediátrica
Hospital Materno Infantil
Málaga

Gerardo Prieto Bozano
Sección de Gastroenterología
    y Nutrición
Hospital Infantil Universitario La Paz
Madrid

Elena Ricart Gómez
Servicio de Gastroenterología
Institut de Malalties Digestives
    i Metabòliques
Hospital Clínic
Barcelona

Alejandro Rodríguez Martínez
Área de Gastroenterología,
    Hepatología y Nutrición Pediátrica
Unidad de Gestión Clínica
    de Pediatría y Áreas Específicas
Hospital Virgen del Rocío
Sevilla

Carlos Sierra Salinas
Unidad de Gastroenterología
    y Nutrición Pediátrica
Hospital Materno Infantil
Málaga

Lucrecia Suárez Cortina
Servicio de Pediatría
Hospital Universitario Ramón y Cajal
Universidad de Alcalá de Henares
Madrid

Vicente Varea Calderón
Sección de Gastroenterología,
    Hepatología y Nutrición Pediátrica
Hospital Sant Joan de Déu
Barcelona

Víctor Vila Miravet
Unidad para el Cuidado Integral
    de la Enfermedad Inflamatoria
    Intestinal Pediátrica
Sección de Gastroenterología,
    Hepatología y Nutrición Pediátrica
Hospital Sant Joan de Déu
Esplugues de Llobregat, Barcelona

La enfermedad inflamatoria intestinal comprende un grupo de afecciones que influyen de una manera claramente negativa sobre la salud y la calidad de vida de los individuos afectos por ellas.

Estas alteraciones del patrón social y escolar son en especial importantes cuando el que padece la enfermedad es un niño o un adolescente. A los problemas de salud dependientes de la propia naturaleza de la enfermedad se añade la difícil comprensión y aceptación de una situación grave, de carácter crónico y que además aparece de manera brusca justo cuando uno se está abriendo a la plenitud que acompaña a la juventud.

Este choque es excepcionalmente duro en esta etapa de la vida, por lo que es importante entender que no sólo se trata de hombres o mujeres afectados por la enfermedad, sino que además son niños o jóvenes.

Por este motivo fundamental supone para mí un honor prologar esta obra, que tiene el mérito añadido de mantener el foco de atención en el paciente pediátrico, exponiendo todas y cada una de las facetas que se ven implicadas en este tipo de enfermedades, sin desatender el necesario y organizado tránsito hacia la edad adulta.

Del trabajo conjunto entre gastroenterólogos de adultos e infantiles se ha conseguido en los últimos años un acercamiento de posturas, tanto en aspectos diagnósticos como de tratamiento, que han sabido conjugar las peculiaridades de la respuesta terapéutica propias de la infancia con los criterios terapéuticos y de pronóstico habituales en la edad adulta.

Un claro ejemplo de las ventajas de esta confluencia lo tenemos en la exquisita coordinación que nos vienen ofreciendo tanto la doctora Elena Ricart como el doctor Javier Martín, quienes desde hace años trabajan en excelente sintonía acercando los planteamientos en el tratamiento de la enfermedad en los adultos y en los niños, evitando esa ruptura que en ocasiones se produce cuando el niño deja de serlo.

La excelente selección de colaboradores para los diversos capítulos nos asegura la total comprensión de los temas en ellos abordados, al unir a sus sobradas dotes de comunicación la experiencia personal que acumulan sus muchos años al cuidado de los niños con enfermedad inflamatoria intestinal.

A lo largo de estos siete capítulos, los autores nos resitúan en el mundo de la edad pediátrica sin escatimar información sobre las coincidencias y las discrepancias de la enfermedad en épocas más adelantadas de la vida, integrándolas en una perfecta evolución que tiene sus inicios en la infancia y su seguimiento en la juventud y la edad adulta, sin solución de continuidad.

Felicito, pues, a los autores de esta obra y a la editorial que ha tenido el acierto de reunirlos. Pero sobre todo me siento profundamente satisfecho, porque la difusión de estos actualizados conocimientos entre todos los profesionales que atendemos a la infancia redundará en un mejor cuidado y un menor sufrimiento de nuestros pacientes.

Dr. Vicente Varea Calderón

Jefe de la Sección de Gastroenterología,
Hepatología y Nutrición Pediátrica
Hospital Sant Joan de Déu
Barcelona

Enfermedad inflamatoria intestinal en la edad pediátrica

Epidemiología e influencia de los factores hereditarios en la enfermedad inflamatoria intestinal pediátrica

E. Medina,[1] L. Suárez[2]

[1] Servicio de Pediatría
Hospital Universitario 12 de Octubre
Madrid

[2] Servicio de Pediatría
Hospital Universitario Ramón y Cajal
Universidad de Alcalá de Henares
Madrid

Correspondencia:
Dra. Lucrecia Suárez Cortina
lsuarez.hrc@salud.madrid.org

Sinopsis

La enfermedad inflamatoria intestinal (EII) es cada vez más frecuente en todas las edades. El aumento progresivo detectado en las últimas décadas es muy patente en la EII de presentación en la edad pediátrica (EII-P). Este capítulo repasa la epidemiología, incluyendo datos de incidencia, raza, familiaridad y aspectos genéticos. Se analizan las conexiones que se producen entre los diferentes factores de riesgo ambientales externos, los cambios endógenos y la genética, para desencadenar la enfermedad, junto a las peculiaridades de la EII-P.

Introducción

En los últimos años se ha constatado un aumento de la incidencia de la enfermedad inflamatoria intestinal en la edad pediátrica (EII-P), cuyas peculiaridades fenotípicas podrían reflejar la influencia de determinados factores patogénicos, tanto genéticos como ambientales.

En su diagnóstico, la EII-P muestra características diferentes que en el adulto: es más extensa en el momento de la presentación, tiende a progresar deprisa durante los primeros cinco años y en la enfermedad de Crohn la localización predominante suele ser el colon, en especial en los menores de siete años.

Cada vez hay más nuevas evidencias que sugieren que la EII-P, al menos algunas de sus formas de comienzo muy precoz, pudiera tener unos marcadores genéticos específicos que condicionaran la respuesta terapéutica y la evolución.

1 Epidemiología

1.1 Incidencia

Hay evidencia de un aumento de la incidencia de EII durante la edad pediátrica, sobre todo de la enfermedad de Crohn. Aproximadamente el 25 % de los casos nuevos de EII se diagnostican en la infancia y la adolescencia: el 5 % en menores de cinco años y el 20 % antes de los diez años de edad, aunque el pico máximo de diagnóstico se observa entre la tercera y la cuarta décadas de la vida.

En los países occidentales, la incidencia y la prevalencia de la EII se han incrementado en los últimos cincuenta años. Para la colitis ulcerosa, la prevalencia ha pasado desde 8 a 14 por 100.000 habitantes hasta 120 a 200 por 100.000 habitantes, mientras que para la enfermedad de Crohn el incremento ha sido aún mayor, desde 6 a 15 por 100.000 hasta 50 a 200 por 100.000.[1] Todos los trabajos coinciden en señalar que los mayores aumentos han tenido lugar en el norte de Europa y en América,[1] aunque la tendencia constatada durante décadas, de una mayor incidencia en las regiones del norte respecto a las del sur, tiende a disminuir en ambos continentes.

En España esta predisposición se repite, con una evidente relación entre mayor desarrollo económico y mayor incidencia de enfermedad de Crohn.[2] En los últimos años se estima que la incidencia de la colitis ulcerosa es de 9,1 por 100.000 habitantes, y la de la enfermedad de Crohn de 7,5 por 100.000.[3]

En los países en desarrollo, los estudios epidemiológicos muestran un incremento lento de la colitis ulcerosa, mientras que la incidencia de la enfermedad de Crohn sigue siendo baja.

Los estudios prospectivos pediátricos ponen de manifiesto una mayor incidencia de enfermedad de Crohn que de colitis ulcerosa, y algunos estudios en Reino Unido, Finlandia y Suecia han objetivado un aumento en las últimas décadas.[4,5] En Reino Unido la incidencia global se sitúa en 5,2 por 100.000 (3,1 para la enfermedad de Crohn, 1,9 para la colitis ulcerosa y 0,6 para la EII no clasificada). En los países del este y del norte de Europa también se ha producido este aumento,[6] y en Estados Unidos está en 7,1 por 100.000 (4,5 para la enfermedad de Crohn).[7]

Un estudio retrospectivo realizado en España con datos de 2.107 pacientes menores de dieciocho años diagnosticados de EII entre 1996 y 2009 contabilizó 1.165 con enfermedad de Crohn (55,3%), 788 con colitis ulcerosa (37,4%) y 154 con EII indeterminada. La distribución por sexos mostró que el 56,4% eran niños, y hubo un mayor predominio de enfermedad de Crohn (59,3%) frente a colitis ulcerosa (52,8%). La edad media en el momento del diagnóstico fue de 12,3 años (P25-75: 9,7-14,6). Al analizar la incidencia, en el periodo de estudio se constató un aumento anual de 0,97 a 2,8 por 100.000 habitantes menores de dieciocho años. Este aumento fue más evidente para la enfermedad de Crohn (de 0,53 a 1,7), aunque la colitis ulcerosa también se incrementó considerablemente (de 0,39 a 0,88)[8]. Estos resultados corroboran el aumento de la EII-P, en especial de la enfermedad de Crohn, y coinciden con estudios previos, como el realizado en Gales entre 1983 y 1993, que halló que la incidencia de enfermedad de Crohn se había duplicado, pasando de 1,3 a 3,11 por 100.000 habitantes y año, mientras que la de colitis ulcerosa permanecía estable.[9]

En definitiva, aunque las cifras no son exactas, el incremento es una tendencia constatada tanto en adultos como en niños, con un aumento anual en torno al 5% en los menores de cuatro años y que alcanza el 7% entre los cinco y nueve años de edad.

1.2 Raza, familiaridad, sexo y edad de presentación

1.2.1 Raza

La EII es más frecuente en la raza caucásica. Los afroamericanos y los asiáticos presentan un riesgo menor, aunque la incidencia de la enfermedad también está aumentando en estos grupos étnicos. Se ha descrito, desde hace décadas, una prevalencia muy alta y estable, de dos a cuatro veces mayor que en ninguna otra etnia, entre los judíos asquenazíes, sin variación en relación con la zona geográfica donde habiten;[10] además, es ésta la única cohorte en que se ha demostrado el fenómeno de anticipación genética en los descendientes de afectados.

En población adulta americana[11] se ha encontrado un predominio de la enfermedad de Crohn en afroamericanos y americanos blancos, y de colitis ulcerosa en los de origen mejicano. Algunos estudios[11] de poblaciones emigrantes sugieren que las diferencias están más relacionadas con el estilo de vida y el ambiente que con la raza y la genética. En los asiáticos, la carga genética es diferente (ausencia de polimorfismos NOD2 e IL-23R), pero el fenotipo de la enfermedad es similar al de los países occidentales en términos de localización o comportamiento. La incidencia en los niños afroamericanos es similar a la de los blancos. En Reino Unido se ha descrito[11] un aumento de la incidencia de colitis ulcerosa en los emigrantes asiáticos.

1.2.2 Familiaridad

La familiaridad está bien documentada en la EII:[12] en los pacientes con enfermedad de Crohn hay antecedentes familiares de ésta en un 2 % a 14 % de los casos, y de cualquier tipo de EII en el 5 %. Para la colitis ulcerosa, la probabilidad de un paciente de tener un familiar afectado por ella es del 7 % al 11 %, y de cualquier tipo de EII del 8 % al 14 %.

Cuanto más precoz es el inicio de la EII, más positiva es la historia familiar: el 30 % de los pacientes diagnosticados antes de los veinte años de edad tienen antecedentes positivos, mientras que en los mayores de cuarenta años el porcentaje disminuye a menos del 14 %.[12]

El estudio de familiares de casos de EII-P de comienzo muy precoz se ha propuesto como uno de los métodos de identificación de nuevos genes candidatos en este grupo de edad, con una carga genética mayor.[13] Los estudios en gemelos han sido decisivos para mostrar la familiaridad de la EII. Estos trabajos han demostrado que hay una mayor concordancia en gemelos, sobre todo homocigotos, para desarrollar EII:[14,15] del 30 % al 50 % en monocigotos y del 3,6 % en dicigotos para la enfermedad de Crohn, y para la colitis ulcerosa del 15 % al 20 % en monocigotos y del 4 % en dicigotos. En cualquier caso, la concordancia nunca es superior al 50 %, lo cual confirma el papel también decisivo de los factores de riesgo ambientales.[16]

El factor de riesgo más importante para la EII es tener un familiar con la enfermedad.

1.2.3 Sexo

En cuanto a la distribución por sexos, los datos son controvertidos, aunque en los adultos la enfermedad de Crohn es algo más frecuente en las mujeres. Sin embargo, en los pacientes pediátricos la relación hombre/mujer es de 1,5 a 1. No parece haber diferencias de sexo para la colitis ulcerosa ni para la EII no clasificada.[17] Este predominio masculino de la enfermedad de Crohn pediátrica también se observa en la población infantil española (59,3 % hombres, 40,7 % mujeres),[8] pero no hay diferencias en la colitis ulcerosa ni en la EII no clasificada.

1.2.4   Edad de presentación

La EII puede presentarse a cualquier edad. La mayoría de los casos aparecen entre la cuarta y la quinta décadas de la vida, entre los 33 y los 45 años de edad, con una media de 29 años (de cinco a diez años mayor para la colitis ulcerosa). Un tercio, aproximadamente, lo hace antes de los 20 años de edad (la mayoría durante la adolescencia), un 20 % antes de los 10 años y sólo un 4 % antes de los 5 años.[8] En este grupo de edad temprana predominan la colitis ulcerosa y la EII no clasificada, y con la edad aumenta la enfermedad de Crohn.

2   Patogenia de la enfermedad inflamatoria intestinal

Para entender la patogenia y el aumento de la incidencia de la EII sería preciso comprender la compleja interacción de diversos factores ambientales cambiantes y de factores genéticos, tanto de susceptibilidad a la inflamación como modificadores de la expresión fenotípica, su influencia en la flora intestinal y la interacción epigenética, es decir, factores ambientales que modifican la expresión de los genes sin alterar la secuencia de DNA mediante distintos mecanismos, pero que puede perpetuarse en el ciclo celular y transmitirse a los descendientes.

2.1   Factores ambientales

Hay evidencias de que algunos factores ambientales influyen favoreciendo la aparición de EII, y posiblemente también en la evolución natural de la enfermedad.

En general, la EII predomina en los países industrializados, en latitudes nórdicas y en áreas urbanas. Las variaciones encontradas en distintos grupos étnicos al emigrar de su lugar de origen apoyan la influencia de factores ambientales en la expresión de la enfermedad. Además, el aumento de la incidencia en las últimas décadas es difícil de explicar basándose en modificaciones genéticas.[18] Igualmente, los estudios en gemelos han sido básicos para separar la carga genética de los factores ambientales.

En los adultos, los factores ambientales más estudiados son el tabaco, la apendicectomía, la alimentación y los agentes infecciosos, que presumiblemente pueden estar en relación con la patogenia de la EII.

El tabaco se ha confirmado como el factor externo más potente con efecto protector frente a la colitis ulcerosa, a la vez que es un factor de riesgo para desarrollar enfermedad de Crohn.[19] En los niños, la inhalación pasiva de humo podría tener una influencia negativa para desarrollar enfermedad de Crohn.

La apendicectomía previa parece ser un factor protector frente a la colitis ulcerosa.[20]

Otros factores que se han relacionado en pediatría son el uso de antibióticos y diversos factores perinatales, pero no hay datos concordantes.

2.1.1   Alimentación e higiene

Los estudios que han buscado alguna relación entre los tipos de dieta y la EII han mostrado que estos pacientes consumen más azúcar e hidratos de carbono refinados y menos fruta, verdura y fibra que el resto de la población, sobre todo los pacientes con enfermedad de Crohn.[21] También el consumo aumentado de grasa durante el periodo previo al inicio de la EII se asocia a un mayor riesgo de colitis ulcerosa y de enfermedad de Crohn.[22]

El antecedente de lactancia materna confiere un papel protector tanto para la colitis ulcerosa como para la enfermedad de Crohn, posiblemente por su influencia en la modulación de la microbiota intestinal.

Tratando de justificar el incremento de la incidencia de enfermedad de Crohn en los países desarrollados, se ha estudiado el posible impacto de mejores factores higiénicos durante la infancia, y se ha evidenciado que la enfermedad de Crohn, no la colitis ulcerosa, es más frecuente en los niños que tienen mejores condiciones higiénicas, asociadas generalmente a un nivel socioeconómico más alto.[23]

El incremento de las enfermedades de base inmunitaria a lo largo de la segunda mitad del siglo XX se ha acompañado de un descenso de las infecciones en los países desarrollados. Esta situación se ha intentado justificar con la llamada «teoría de la higiene», que propone que algunas enfermedades, incluida la EII, han aumentado como consecuencia del desarrollo de los lactantes y los niños en un ambiente menos expuesto a antígenos bacterianos, lo que favorecería un desarrollo de su sistema inmunitario más débil y menos eficaz a la hora de controlar agresiones externas o modificaciones de la microbiota intestinal.

En estudios pediátricos[23] se han correlacionado marcadores como la falta de agua caliente durante la infancia, compartir cuarto de baño, contacto con animales domésticos o el hacinamiento como factores protectores. Como contrapunto a esta teoría está también la «teoría de los viejos amigos», que señala que un medio ambiente sin parásitos intestinales puede favorecer la modulación de una respuesta inflamatoria con tendencia a cronificarse; el beneficio del tratamiento con helmintos de la colitis ulcerosa apoyaría esta teoría.[24]

En modelos animales se ha demostrado[25] que la inflamación intestinal no se produce en ausencia de gérmenes intestinales comensales, y en pacientes con EII se han constatado mayores concentraciones de microorganismos enteroadherentes; estos datos apoyan una posible pérdida de la tolerancia de base genética o epigenética como factor coadyuvante en la patogenia de la EII.

2.2 *Agentes infecciosos y microbiota*

La microbiota intestinal está directamente implicada en el desarrollo de la EII, aunque todavía no ha sido posible tener evidencia clínica respecto a ningún agente infeccioso específico.

En el colon hay más de quinientas especies diferentes de bacterias que pertenecen a tres familias principales: *Firmicutes, Bacteriodes* y *Proteobacterias,* que podrían considerase como mediadoras entre el medio externo y el huésped.[26]

La aplicación de las tecnologías de secuenciación de bacterias al microbioma intestinal ha permitido demostrar que los factores ambientales, como la geografía, las condiciones económicas de vida, la edad, la alimentación y el estilo de vida, influyen en la composición de la microbiota intestinal,[27] y que las alteraciones de ésta están implicadas en la patogenia de la EII.[28]

Es posible que coexistan diversos mecanismos utilizados por virus y bacterias para ayudar a desencadenar la EII, y se han relacionado numerosos patógenos como potencialmente implicados en la patogenia de la EII: *Escherichia coli, Yersinia enterocolitica, Clostridium, Campylobacter, Mycoplasma, Chlamydia, Mycobacterium paratuberculosis,* virus herpes, citomegalovirus, etc., aunque con ninguno de ellos se ha podido demostrar un papel patógeno evidente.[29,30]

Antes del nacimiento el tracto gastrointestinal está estéril, y se coloniza durante el parto al entrar en contacto con el ambiente externo. La microbiota que se establece en las primeras horas y días de vida es característica de cada individuo, y es posible que permanezca relativamente constante a lo largo de toda la vida. Se ha especulado que el tipo de parto (vaginal o cesárea) puede influir y condicionar el tipo de microbiota, aunque no está claro, ya que hay pocas diferencias entre la flora intestinal de los recién nacidos por parto vaginal y los nacidos por cesárea. Además, hay datos que indican la influencia de la lactancia materna en la composición de la microbiota.[31]

En los primeros días de vida, a la vez que se establece la microbiota intestinal se desarrollan los mecanismos de reconocimiento que se activan por determinados componentes de bacterias y virus. Algunos receptores, como los TLR *(toll-like receptors)* y los NOD *(nuclear oligomerisation domains)*, son necesarios para activar el sistema de la inmunidad innata, y también, junto con la microbiota, para mantener la tolerancia inmunitaria.[32]

Los receptores de reconocimiento de patrones transmembrana e intracelulares (PRR, *pattern recognition receptors)* y los patógenos asociados a patrones moleculares (PAMP, *pathogen-associated molecular patterns)*, son necesarios para una adecuada respuesta inmunitaria.

El gen NOD2/CARD15 codifica una proteína que es un PRR intracelular que reconoce péptidos de degradación de la pared celular bacteriana. Este gen desempeña un papel importante en la regulación de las bacterias comensales y en el reconocimiento de virus.

El sistema inmunitario innato es la primera línea de respuesta no específica frente a los antígenos extraños, y la integridad del sistema de tolerancia intestinal es fundamental para la salud. En situaciones de normalidad, las bacterias comensales no pueden atravesar la barrera intestinal, pero en personas con determinada carga genética, el sistema inmunitario adaptativo puede reaccionar de forma exagerada frente a estas bacterias y desencadenar primero, para después mantenerla, la cascada de la inflamación intestinal característica de la EII,[33] que se asocia a sobredesarrollo y disbiosis o exceso de bacterias adheridas a la mucosa intestinal.

2.3 Predisposición genética

La influencia de alteraciones genéticas en la EII es notoria, aunque no suficiente para explicar la patogenia, ya que para desencadenar la enfermedad se precisa, además, la concurrencia de factores ambientales exógenos y endógenos. La interacción de estos elementos en cada paciente, de forma aún no bien conocida, confiere el fenotipo de la enfermedad.[34]

La base genética se sospechó inicialmente por aspectos epidemiológicos bien definidos, como la influencia racial y la familiaridad. Posteriormente se ha demostrado que tanto la enfermedad de Crohn como la colitis ulcerosa son enfermedades complejas, poligénicas, de penetrancia variable, con una carga genética que incluye múltiples genes relacionados.

La secuenciación del genoma humano permitió comprobar que hay muchas variaciones interindividuales en el DNA. Estas variaciones son bastante frecuentes y en muchos casos su repercusión funcional es limitada o nula, por lo que se denominan «polimorfismos». Entre ellos destacan los polimorfismos de un solo nucleótido (SNP, *single nucleotide polymorphisms)*, que consisten en el cambio de una base por otra. Las enfermedades complejas, como la EII, no tienen un patrón clásico de herencia que pueda explicarse por alteraciones de un único gen, por lo que se intenta identificar los genes candidatos y los polimorfismos implicados. En la práctica, se trata de elegir un gen candidato, identificar algunos de sus polimorfismos y analizar si los alelos de esos *loci* polimórficos se asocian con un rasgo fenotípico determinado o con la frecuencia de la enfermedad. El desarrollo de los *microarrays* ha hecho posible analizar centenares de miles de SNP de una manera eficiente, con una pequeña muestra de DNA y un coste bajo, y además, al estar esos SNP distribuidos por todos los cromosomas, es posible explorar el genoma entero sin necesidad de elegir previamente los genes candidatos.

Los estudios de asociación genómica (GWAS, *genome-wide association studies)* están permitiendo conocer un número cada vez mayor de genes asociados a la EII. Se han identificado numerosos genes y más de cien regiones o *loci* de susceptibilidad para la EII, una tercera parte asociados tanto a colitis ulcerosa como a enfermedad de Crohn y algunos específicos de cada una de estas afecciones;[35,36] sin embargo, todos estos *loci* sólo explican el carácter genético en un 30 % de los casos.

El análisis del genoma ha permitido identificar numerosas regiones relacionadas con la EII en distintos cromosomas. Se han identificado más de cien regiones de riesgo, aunque ninguna se ha encontrado en todos los pacientes, un tercio están presentes tanto en la enfermedad de Crohn como en la colitis ulcerosa, y todavía queda más del 75 % de regiones por explorar.[37]

En la década de 1990, los estudios de aproximación de genes candidatos relacionados, y posteriormente los de clonación posicional con mapeo fino, permitieron avanzar notablemente en el conocimiento genético de la EII. Un hito importante fue la identificación de genes relacionados en el *locus* IBD1 en el cromosoma 16 en seiscientas parejas de hermanos afectados.

En el año 2001 y simultáneamente, Hugot *et al.*[38] por clonación posicional y Ogura *et al.*[39] por aproximación de genes candidatos, identificaron en el cromosoma 16 el gen CARD15/NOD2 que codifica una proteína expresada en monocitos, macrófagos, células dendríticas, linfocitos y células epiteliales, que actúa como un ligando intracelular de péptidos bacterianos, cuya unión dispara una señal de transducción que conduce a la activación del factor nuclear kappa B y la apoptosis, formando parte del sistema inmunitario innato de reconocimiento bacteriano y control de la inflamación. Variantes de este gen se asocian con un aumento de la susceptibilidad a padecer enfermedad de Crohn: la mitad de los pacientes con esta enfermedad son portadores de una mutación,[40] pero no se relaciona con la colitis ulcerosa. Las variantes son más frecuentes en los pacientes con ileítis y con enfermedad fibroestenosante.

Además del proceso de reconocimiento de antígenos bacterianos de la microbiota (NOD2/CARD15, TLR4, CARD19), se han descrito mutaciones en otros genes que regulan mecanismos, relacionados entre sí, de la inmunidad innata. Afectan al proceso de autofagia o reciclado de organelas y bacterias intracelulares (gen ATG16L1, IRGM y otros), y al de estrés endoplásmico. La alteración de genes de este último proceso conduce a una formación excesiva de proteínas con plegamiento erróneo y a la apoptosis celular.[41]

Los GWAS han establecido también una fuerte correlación entre los genes que regulan la inmunidad adaptativa, la vía de la interleucina (IL) 23 y el desarrollo de enfermedad de Crohn.[42] La variante asociada de forma más significativa con la enfermedad de Crohn, después de NOD2, codifica el cambio de Arg381Gln en el gen del receptor de la IL-23, localizado en el cromosoma 1p31. La glutamina 381, presente hasta en un 14 % de la población sana, protege frente a la EII, reduce tres veces el riesgo de enfermedad de Crohn ileal y un poco menos el de la colitis ulcerosa.[42]

Otros genes implicados afectan a mecanismos de la permeabilidad intestinal (DLG5: gen que codifica una proteína relacionada con el mantenimiento de la integridad epitelial, relacionado con la enfermedad de Crohn) o también a moléculas del sistema de antígenos leucocitarios humanos.

Se han realizado dos GWAS en EII de comienzo precoz en Europa y América del Norte que identificaron siete nuevas regiones asociadas a susceptibilidad para desarrollar EII-P.[43,44] Los *loci* específicos de la EII-P son, entre otros, mutaciones de los genes que codifican la IL-27, el gen MTMR3 que interviene en la autofagia y el gen CAPN10 que interviene en el mecanismo de estrés endoplásmico.

Esta enorme información genética sugiere que la EII es muy compleja y heterogénea, con diversos genes implicados, que además precisa la participación de factores reguladores de genes, y que al final se presenta como la consecuencia de una interacción de estímulos ambientales, genes de susceptibilidad y genes predisponentes, que se combinan para desencadenar la inflamación intestinal. Además, algunos genes modificadores influyen para determinar el fenotipo de la enfermedad.

3 Influencia de los factores hereditarios en la enfermedad inflamatoria intestinal pediátrica

Hay alguna evidencia de que la EII-P puede tener una mayor influencia genética, aunque también tiene patrones de susceptibilidad genética similares a los de la enfermedad del adulto.[45,46]

3.1 Fenotipo de la enfermedad inflamatoria intestinal pediátrica

No hay una respuesta cierta que permita confirmar si la EII-P representa la misma enfermedad que la que aparece en la edad adulta o si es posible que se trate de un proceso diferente con una misma forma de presentación.[47]

Tampoco se dispone de una definición precisa sobre lo que se considera comienzo precoz, pero sí hay cada vez mayor evidencia de que la EII-P tiene un fenotipo peculiar, con datos clínicos que sugieren que la evolución natural de la EII-P es, al menos parcialmente, diferente a la del adulto: la enfermedad de Crohn predomina en los varones; hay mayor participación del colon, con amplias zonas afectadas, y menos del intestino delgado; la progresión es rápida y agresiva, tanto en la enfermedad de Crohn como en la colitis ulcerosa; hay una mayor participación de los tramos gastrointestinales altos; necesidad temprana de inmunomoduladores de segunda línea; más indicaciones de tratamiento quirúrgico en la colitis ulcerosa; y más componente familiar.[48,49] Las peculiaridades fenotípicas de la EII-P han sido recogidas en la nueva clasificación de París de la EII.[50]

Respecto a la localización, Heyman *et al.*[51] demostraron el predominio de la afectación del colon en los menores de ocho años, mientras que Meinzer *et al.*[52] constataron que la alteración ileal en la enfermedad de Crohn guarda relación con la edad, es rara a los ocho años y aumenta progresivamente al llegar a los dieciséis años. Esto sugiere un predominio de la participación del colon en las presentaciones precoces, que se modifica a medida que los niños crecen.

En estos casos precoces de afectación cólica sin ileítis no se encuentran mutaciones NOD2/CARD15 en el estudio genético.[53] En la colitis ulcerosa, la pancolitis es más frecuente en la infancia y las tasas de progresión de las formas distales son más altas que en los adultos, lo que sugiere un fenotipo diferente en la colitis ulcerosa pediátrica.

En el aspecto celular, se están encontrando diferencias en la respuesta inmunitaria de la mucosa en la EII-P en comparación con la de los adultos: mayor producción de algunas quimocinas (CXCL8-10) secretadas por las células epiteliales, incluso en ausencia de lesiones orales, y aumento de la expresión de IL-12 RNAm en la mucosa en etapas tempranas en la enfermedad de Crohn, en comparación con lo observado cuando la enfermedad lleva tiempo diagnosticada.[54] Además, la población de macrófagos en el colon de los niños sanos es menor que en los adultos, pero los niños con enfermedad de Crohn no tratada tienen una densidad aumentada de macrófagos en la mucosa cólica. La actividad de los macrófagos es mayor en la mucosa de los pacientes con EII-P, tanto tratados como no tratados, independientemente del grado de actividad. Esta sobreactivación de la inmunidad innata de la mucosa puede contribuir al predominio del fenotipo de alteración colónica en la enfermedad de Crohn pediátrica.[55]

3.2 *Genética de la enfermedad inflamatoria intestinal pediátrica*

Si la genética puede tener mayor peso patogénico en la EII-P que los factores ambientales es un tema controvertido. La presencia de alelos de riesgo justifica sólo el 20 % de la variabilidad genética de la enfermedad de Crohn, y es un factor de poca importancia en la determinación de la edad de presentación.[56] Los mismos alelos de la enfermedad de Crohn de los adultos están presentes en la edad pediátrica, lo que sugiere que, aunque haya factores hereditarios, se necesitan otras circunstancias, todavía no conocidas, para desencadenar la enfermedad de Crohn durante la infancia.

Está bien demostrado el aumento de la prevalencia de antecedentes familiares en la EII-P, tanto en la enfermedad de Crohn como en la colitis ulcerosa. Las variantes IBD5 se asocian con una mayor frecuencia de comienzo a una edad precoz y un fenotipo más grave.[57]

Se ha intentado evaluar la frecuencia de las variantes del gen NOD2/CARD15 en la EII-P, pero los resultados no han sido concluyentes. Numerosos estudios han buscado diferencias genéticas en otras regiones, y también algunos GWAS, pero todos los resultados apuntan a que parece que la edad no es un factor diferenciador en la genética de la mayoría de los casos de EII-P, ya que tanto si se manifiestan antes o más tarde se identifican las mismas variantes genéticas.[58]

3.3　*Relación entre fenotipo y genotipo*

A pesar de no haber una amplia evidencia científica, es importante intentar una aproximación a la relación fenotipo-genotipo en la EII-P. Se han definido formas monogénicas en la EII-P de comienzo muy precoz.

Los estudios genéticos de Glocker *et al.*[59] en familias con niños afectos de EII-P de comienzo muy precoz han permitido describir mutaciones de los receptores de la IL-10R y en los genes de la IL-10.[60] Es conocido que la IL-10 es un potente factor antiinflamatorio e inmunosupresor que inhibe la secreción de citocinas proinflamatorias como el factor de necrosis tumoral alfa y la IL-12. En cuatro de los nueve pacientes estudiados con enterocolitis de aparición muy temprana se identificaron tres mutaciones homocigotas distintas en los genes IL10RA e IL10RB, que codifican las proteínas IL10R1 e IL10R2, respectivamente. Estas mutaciones favorecen la respuesta inmunitaria proinflamatoria del intestino. Un paciente con deficiente IL-10R entró en remisión al realizarle un trasplante de células madre hematopoyéticas.

Estos hallazgos han sido ampliados y corroborados por el estudio de Kotlarz *et al.*[60] en niños con colitis de comienzo muy precoz. Se realizaron secuenciaciones de genes candidatos y se identificaron 16 pacientes con deficiencia de IL-10RA o IL-10RB. Todos los niños tenían colitis refractaria en los tres primeros meses de vida, asociada en todos los casos con enfermedad perianal. Excepto uno, todos tenían síntomas extraintestinales, once foliculitis y cuatro artritis. En cinco pacientes con alteración de IL-10R se realizó un trasplante alogénico de células madre hematopoyéticas, que logró en todos la remisión clínica, al menos durante los dos primeros años. Se confirmó *in vitro* la reconstitución de la respuesta mediada por IL-10R en todos los pacientes que recibieron el trasplante. Estos hallazgos genéticos de formas monogénicas de la EII-P de comienzo precoz tienen importantes repercusiones en la práctica clínica, ya que el trasplante alogénico de células madre hematopoyéticas puede lograr la remisión de la enfermedad en este subgrupo de pacientes.

4 Conclusión

En definitiva, la EII es una enfermedad compleja, poligénica y con múltiples factores ambientales externos e internos necesarios para su presentación. La EII-P oscila entre formas monogénicas precoces con una relación fenotípica definida que puede beneficiarse de un tratamiento específico, hasta formas con peculiaridad en la expresión fenotípica propias del niño, pero con una carga genética poligénica que disminuye la eficacia de los mecanismos inmunorreguladores, de forma similar a lo que ocurre en el adulto.

Bibliografía

1. Cosnes J, Gower-Rousseau C, Seksik PH, Cortot A. Epidemiology and history of inflammatory bowel diseases. Gastroenterology. 2011; 140: 1785-94.
2. Brullet E, Bonfill X, Urrutia G, Ruiz Ochoa V, Cueto M, Clofent J, *et al.* Estudio epidemiológico sobre la incidencia de enfermedad inflamatoria intestinal en cuatro áreas españolas. Med Clin. 1998; 110: 651-6.
3. Pajares M, Gisbert P. Epidemiología de la enfermedad inflamatoria intestinal en España. Una revisión sistemática. Rev Esp Enferm Dig. 2001; 93: 9-21.
4. Sawczenko A, Sandhu BK, Logan RF, Jenkins H, Taylor CJ, Mian S, *et al.* Prospective survey of childhood inflammatory bowel disease in the British Isles. Lancet. 2001; 357: 1093-4.
5. Lindberg E, Lindquist B, Holmquist L, Hildebrand H. Inflammatory bowel disease in Sweden 1984-1995. J Pediatr Gastroenterol Nutr. 2000; 30: 259-64.
6. Lehtinen P, Ashorn M, Iltanen S, Jauhola R, Jauhonen P, Kolho KL, *et al.* Incidence trends of pediatric inflammatory bowel disease in Finland, 1987-2003, a nationwide study. Inflamm Bowel Dis. 2011; 17: 1778-83.
7. Kugathasan S, Judd RH, Hoffmann RG, Heikenen J, Telega G, Khan F, *et al.* Epidemiological and clinical characteristics of children with newly diagnosed inflammatory bowel disease in Wisconsin: a state wide population-based study. J Pediatr. 2003; 143: 525-31.
8. Martín de Carpi J, Rodríguez A, Ramos E, Jiménez S, Martínez-Gómez MJ, Medina E, on behalf of the SPIRIT-IBD Working Group of SEGHNP (Sociedad Española de Gastroenterología, Hepatología y Nutrición Pediátrica). Increasing incidence of pediatric inflammatory bowel disease in Spain (1996-2009): the SPIRIT registry. Inflamm Bowel Dis. 2012. doi: 10.1002/ibd.22980.
9. Cosgrove M, Al-Atia RF, Jenkins HR. The epidemiology of paediatric inflammatory bowel disease. Arch Dis Child. 1996; 74: 460-1.
10. Roth MP, Petersen GM, McElree C, Feldman E, Rotter JI. Geographic origins of Jewish patients with inflammatory bowel disease. Gastroenterology. 1989; 97: 900-4.
11. Basu D, López I, Kulkarni A, Sellin JH. Impact of race and ethnicity on inflammatory bowel disease. Am J Gastroenterol. 2005; 100: 2254-61.
12. Freeman HJ. Familial Crohn's disease in single or multiple first-degree relatives. J Clin Gastroenterol. 2002; 35: 9-13.
13. Bianco AM, Zanin V, Girardelli M, Magnolato A, Martellossi S, Tommasini A, *et al.* A common genetic background could explain early-onset Crohn's disease. Med Hypotheses. 2012; 78: 520-2.
14. Halfvarson J, Bodin L, Tysk C, Lindberg E, Jarnerot G. Inflammatory bowel disease in a

Swedish twin cohort: a longterm follow-up of concordance and clinical characteristics. Gastroenterology. 2003; 124: 1767-73.

15. Tysk C, Lindberg E, Jarnerot G, Floderus-Myrhed B. Ulcerative colitis and Crohn's disease in an unselected population of monozygotic and dizygotic twins. A study of heritability and the influence of smoking. Gut. 1988; 29: 990-6.

16. Thompson NP, Driscoll R, Pounder RE, Wakefield AJ. Genetics versus environmental factors in inflammatory bowel disease: results of a British twin study. BMJ. 1996; 12: 95-6.

17. Loftus EV Jr. Clinical epidemiology of inflammatory bowel disease: incidence, prevalence, and environmental influences. Gastroenterology. 2004; 126: 1504-17.

18. Kugathasan S, Amre D. Inflammatory bowel disease. Environmental modification and genetic determinants. Pediatr Clin North Am. 2006; 53: 727-49.

19. Miad SS, Minor KS, Soto RE, Hornung CA, Galandiuk S. Smoking and inflammatory bowel disease: a meta-analysis. Mayo Clin Proc. 2006; 81: 1462-71.

20. Reif S, Lavy A, Keter D, Broide E, Niv Y, Halak A, *et al.* Appendectomy is more frequent but not a risk factor in Crohn's disease while being protective in ulcerative colitis: a comparison of surgical procedures in inflammatory bowel disease. Am J Gastroenterol. 2001; 96: 829-32.

21. Reif S, Klein F, Lubin F, Farbstein M, Hallak A, Gilat T. Preillness dietary risk factors in inflammatory bowel disease. Gut. 1997; 40: 754-60.

22. Sakamoto N, Kono S, Wakai K, Fukuda Y, Satomi M, Shimoyoma T, *et al.* Dietary risk factors for inflammatory bowel disease: a multicenter case-control study in Japan. Inflamm Bowel Dis. 2005; 11: 154-63.

23. Gent AE, Hellier MD, Grace RH, Swarbrick ET, Coggon D. Inflammatory bowel disease and domestic hygiene in infancy. Lancet. 1994; 343: 766-7.

24. Summers RW, Elliott DE, Qadir K, Urban JF Jr, Thompson R, Weinstock JV. Trichuris suis seems to be safe and possibly effective in the treatment of inflammatory bowel disease. Am J Gastroenterol. 2003; 98: 2034-41.

25. Sun L, Nava GM, Stappenbeck TS. Host genetic susceptibility, dysbiosis, and viral triggers in inflammatory bowel disease. Curr Opin Gastroenterol. 2011; 27: 321-7.

26. Costello EK, Lauber CL, Hamady M, Fierer N, Gordon JI, Knight R. Bacterial community variation in human body habitats across space and time. Science. 2009; 326: 1694-97.

27. Muegge BD, Kuczynski J, Knights D, Clemente JC, González A, Fontana L, *et al.* Diet drives convergence in gut microbiome functions across mammalian phylogeny and within humans. Science. 2011; 332: 970-4.

28. Scharl M, Roglerb G. Inflammatory bowel disease pathogenesis: what is new? Curr Opin Gastroenterol. 2012; 28: 301-9.

29. Darfeuille-Michaud A, Boudeau J, Bulois P, Neut C, Glasser AL, Barnich N, *et al.* High prevalence of an adherent-invasive Escherichia coli associated with ileal mucosa in Crohn's disease. Gastroenterology. 2004; 127: 412-21.

30. Bernstein CN, Blanchard JF, Rawsthorne P, Collins MT. Population-based case-control study of seroprevalence of Mycobacterium tuberculosis in patients with Crohn's disease and ulcerative colitis. J Clin Microbiol. 2004; 3: 1129-35.

31. Fanaro S, Chierci R, Guerrini P, Vigi V. Intestinal microflora in early infancy: composition and development. Acta Paediatr. 2003; 91 (Suppl.): 48-55.

32. Sansonetti P. War and peace at mucosal surfaces. Nat Rev Immunol. 2004; 12: 953-64.

33. Bamias G, Nyce MR, De La Rue SA, Cominelli F. New concepts in the pathophysiology of inflammatory bowel disease. Ann Intern Med. 2005; 143: 895-904.

34. Baumgart DC, Carding SR. Inflammatory bowel disease: cause and immunobiology. Lancet. 2007; 369: 1627-40.

35. Thompson AI, Lees CW. Genetics of ulcerative colitis. Inflamm Bowel Dis. 2011; 17: 831-48.

36. Cho JH, Brant SR. Recent insights into the genetics of inflammatory bowel disease. Gastroenterology. 2011; 140: 1704-12.

37. Iborra M, Beltrán B, Nos P. Nuevos conocimientos en genética y enfermedad inflamatoria intestinal. ¿Alguna utilidad práctica? Gastroenterol Hepatol. 2011; 34: 591-8.

38. Hugot JP, Chamaillard M, Zouali H, Lesage S, Cezard JP, Belaiche J, *et al.* Association of NOD2 leucine-rich repeat variants with susceptibility to Crohn's disease. Nature. 2001; 411: 599-603.

39. Ogura Y, Bonen DK, Inohara N, Nicolae DL, Chen FF, Ramos R, *et al.* A frameshift mutation in NOD2 associated with susceptibility to Crohn's disease. Nature. 2001; 411: 603-6.

40. Lesage S, Zouali H, Cezard JP, Colombel JF, Belaiche J, Almer S, *et al.* CARD15/NOD2 mutational analysis and genotype/phenotype correlation in 612 patients with inflammatory bowel disease. Am J Hum Genet. 2002; 70: 845-57.

41. Zhang K, Kaufman RJ. From endoplasmic-reticulum stress to the inflammatory response. Nature. 2008; 454: 455-62.

42. Wang K, Zhang H, Kugathasan S, Annese V, Bradfield JP, Russell RK, *et al.* Diverse genome-wide association studies associate the IL12/IL23 pathway with Crohn disease. Am J Hum Genet. 2009; 84: 399- 405.

43. Kugathasan S, Baldassano RN, Bradfield JP, Sleiman PM, Imielinski M, Guthery SL. Loci on 20q13 and 21q22 are associated with pediatric-onset inflammatory bowel disease. Nat Genet. 2008; 40: 1211-5.

44. Barrett JC, Hansoul S, Nicolae DL, Cho JH, Duerr RH, Rioux JD. Genome-wide association defines more than 30 distinct susceptibility loci for Crohn's disease. Nat Genet. 2008; 40: 955-62.

45. Heyman MB, Kirschner BS, Gold BD, Ferry G, Baldassano R, Cohen SA. Children with early onset inflammatory bowel disease (IBD): analysis of a pediatric IBD consortium registry. J Pediatr. 2005; 146: 35-40.

46. Imielinski M, Baldassano RN, Griffiths A, Russell RK, Annese V, Dubinsky M. Common variants at five new loci associated with early-onset inflammatory bowel disease. Nat Genet. 2009; 41: 1335-40.

47. Scherr R, Essers J, Hakonarson J, Kugathasan S. Genetic determinants of pediatric inflammatory bowel disease: is age of onset genetically determined? Dig Dis. 2009; 27: 236-9.

48. Kugathasan S, Cohen S. Searching for new clues in inflammatory bowel disease: tell tales from pediatric IBD natural history studies. Gastroenterology. 2008; 135: 1038-41.

49. Van Limbergen J, Russell RK, Drummond HE, Aldhous MC, Round NK, Nimmo ER, *et al.* Definition of phenotypic characteristics of childhood-onset inflammatory bowel disease. Gastroenterology. 2008; 135: 1114-22.

50. Levine A, Griffiths A, Markowitz J, Wilson DC, Turner D, Russell RK, *et al.* Pediatric modification of the Montreal classification for inflammatory bowel disease: the Paris classification. Inflamm Bowel Dis. 2011; 17: 1314-21.

51. Heyman MB, Kirschner BS, Gold BD, Ferry G, Baldassano R, Cohen SA, *et al.* Children with early-onset inflammatory bowel disease (IBD): analysis of a pediatric IBD consortium registry. J Pediatr. 2005; 146: 35-40.

52. Meinzer U, Idestrom M, Alberti C, Peuchmaur M, Belarbi N, Bellaïche M, *et al.* Ileal involvement is age dependent in pediatric Crohn's disease. Inflamm Bowel Dis. 2005; 11: 639-44.

53. Levine A, Kugathasan S, Annese V, Biank V, Leshinsky-Silver E, Davidovich O, *et al.* Pediatric onset Crohn's colitis is characterized by genotype-dependent age-related susceptibility. Inflamm Bowel Dis. 2007; 13: 1509-15.

54. Kugathasan S, Saubermann LJ, Smith L, Kou D, Itoh J, Binion DG, *et al.* Mucosal T-cell immunoregulation varies in early and late inflammatory bowel disease. Gut. 2007; 56: 1696-705.

55. Perminow G, Reikvam DH, Lyckander LG, Brandtzaeg P, Vatn MH, Carlsen HS. Increased number and activation of colonic macrophages in pediatric patients with untreated Crohn's disease. Inflamm Bowel Dis. 2009; 15: 1368-78.

56. Essers JB, Lee JJ, Kugathasan S, Stevens CR, Grand RJ, Daly MJ; NIDDK IBD Genetics Consortium. Established genetic risk factors do not distinguish early and later onset

Crohn's disease. Inflamm Bowel Dis. 2009; 15: 1508-14.

57. Wang J, Wang X, Yang H, Wu D, Wang L, Qian J. Contribution of the IBD5 locus to inflammatory bowel disease: a meta-analysis. Hum Genet. 2011; 129: 597-609.

58. Henderson P, van Limbergen JE, Wilson DC, Satsang Ji, Russel RKl. Genetics of childhood-onset inflammatory bowel disease. Inflamm Bowel Dis. 2011; 17: 346-61.

59. Glocker EO, Kotlarz D, Boztug K, Gertz EM, Schaffer AA, Noyan F, *et al*. Inflammatory bowel disease and mutations affecting the interleukin-10 receptor. N Engl J Med. 2009; 361: 2033-45.

60. Kotlarz D, Beier R, Murugan D, Diestelhors J, Jensen TO, Boztug K, *et al*. Loss of interleukin-10 signaling and infantile inflammatory bowel disease: implications for diagnosis and therapy. Gastroenterology. 2012; 143: 347-55.

Capítulo 2

Manifestaciones clínicas y rasgos diferenciales de presentación y evolución de la enfermedad inflamatoria intestinal pediátrica

C. Bousoño, S. Jiménez Treviño

Sección de Gastroenterología, Hepatología y Nutrición
Área de Gestión Clínica de Pediatría
Hospital Universitario Central de Asturias
Oviedo

Correspondencia:
Dr. Carlos Bousoño García
ringerbou@yahoo.es

Sinopsis

La enfermedad de Crohn cursa clásicamente con dolor abdominal, pérdida de peso, astenia y anorexia en la mayoría de los casos, acompañados o no de diarrea crónica. Del 36% al 88% padecen cierto grado de retraso del crecimiento en el momento del diagnóstico. La enfermedad perianal (fisuras, fístulas, abscesos) y las lesiones orales (aftas, úlceras y mucogingivitis) afectan al 30% y al 40% de los niños y adolescentes con enfermedad de Crohn, respectivamente, y en ocasiones pueden aparecer en ausencia de enfermedad intestinal significativa. En los niños, la colitis ulcerosa suele presentarse como una diarrea mucohemorrágica que se prolonga en el tiempo, con sangrado, dolor y fiebre. Las manifestaciones extraintestinales en la enfermedad pediátrica tienen una prevalencia muy variable. Algunas de ellas son más características de una u otra afección, y en su aparición no depende la edad al diagnóstico, el tipo de enfermedad ni el grupo étnico al cual pertenezca el paciente. Las más comunes son de carácter articular, cutáneo, hepático y ocular, y en el 10% de los pacientes aparecen incluso antes que la propia enfermedad digestiva. La enfermedad inflamatoria intestinal tiene un carácter crónico, evolucionando en forma de brotes y períodos de remisión. Su presentación en la edad pediátrica entraña una mayor gravedad y riesgo de cirugía a medio plazo en comparación con la de inicio en la edad adulta. La particularidad del paciente pediátrico lleva a que, además del control de la actividad inflamatoria, deba realizarse un seguimiento exhaustivo del crecimiento y del estado nutricional y metabólico, así como de la vertiente psicosocial.

Introducción

La enfermedad inflamatoria intestinal (EII) es un conjunto de afecciones caracterizadas por episodios repetidos de inflamación intestinal, de origen inmunitario y etiopatogenia compleja, que evolucionan hacia la cronicidad, constituidas por dos formas básicas y diferentes de presentación: por un lado la enfermedad de Crohn, que puede afectar al tubo digestivo en toda su extensión y se caracteriza por lesiones transmurales discontinuas, cuyo paradigma anatomopatológico son los granulomas no caseificantes; y por otro lado la colitis ulcerosa, localizada fundamentalmente en el colon, caracterizada por una afectación continua de toda la mucosa, que presenta múltiples ulceraciones, y cuyos hallazgos anatomopatológicos más característicos son los abscesos de las criptas y la depleción de células mucoides.[1-3] Entre ambas se describe la denominada EII no clasificada, situación de colitis que comparte, al menos al inicio, características sugestivas de ambos procesos y que supone hasta un 30 % de las formas de presentación en los niños. Es una situación de diagnóstico incierto, afortunadamente en descenso tras la aparición de los criterios de Oporto y la utilización del algoritmo diagnóstico publicado por NASPGHAN en 2007.[4,5]

Pese a que los rasgos clínicos de la enfermedad de Crohn y de la colitis ulcerosa pueden ser semejantes en el momento del diagnóstico, ambas se diferencian durante el curso evolutivo mediante parámetros de carácter clínico, serológico, endoscópico, radiológico y anatomopatológico.

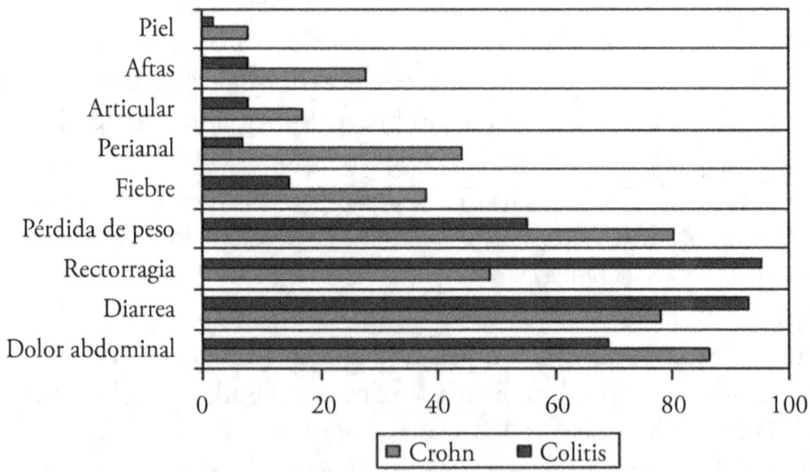

Figura 1. Semiología de la enfermedad inflamatoria intestinal en niños de Asturias.

1   Manifestaciones clínicas

La enfermedad de Crohn y la colitis ulcerosa comparten muchas de sus manifestaciones y complicaciones extraintestinales, como queda reflejado en un estudio retrospectivo de casos registrados de EII de inicio pediátrico (< 18 años de edad) en el Hospital Central de Asturias.[6,7] Sin embargo, la enfermedad de Crohn cursa clásicamente con síntomas que pueden ser larvados y subagudos, como son dolor abdominal, pérdida de peso, anorexia, astenia y en ocasiones diarrea, mientras que la colitis ulcerosa lo hace habitualmente con síntomas de aparición más aguda, como son diarrea mucosanguinolenta o invasiva, rectorragia, dolor cólico y tenesmo (véase la figura 1).

1.1   Manifestaciones digestivas

La colitis ulcerosa se manifiesta en los niños, a diferencia de los adultos, fundamentalmente como pancolitis (60-80 %) y menos veces como colitis izquierda (10-25 %) o distal que afecta al recto (5-15 %).[6-10] Los datos clínicos más relevantes en la infancia y la adolescencia son la diarrea mucosanguinolenta, acompañada generalmente de tenesmo y urgencia al defecar; el dolor abdominal, de predominio hipogástrico, aunque su localización puede reflejar el segmento de colon que se encuentra afectado; la anorexia, la fiebre y la pérdida de peso. En ocasiones, aunque esto es más característico de la enfermedad de Crohn, puede haber una disminución de la velocidad del crecimiento.[7] A menudo el paciente presenta anemia y con frecuencia sufre un dolor abdominal intenso y terebrante que semeja una enterocolitis. El diagnóstico diferencial inicial con la enterocolitis infecciosa suele ser difícil, ya que ambas presentan reactantes de fase aguda y marcadores fecales de inflamación elevados, y para mayor dificultad a veces el primer brote de una colitis ulcerosa puede estar desencadenado por un agente infeccioso, con coprocultivos positivos.

La enfermedad de Crohn, por su parte, asienta exclusivamente en la región ileal (o ileocecal) en un 20 % a un 40 % de los casos, y en alguna área del colon en el 20 % al 35 %, con más frecuencia en localización ileocólica (40-70 %). El tracto gastrointestinal alto (estómago, esófago y duodeno) suele estar afectado (80 %), aunque su presencia exclusiva en esta área es excepcional (menor del 1 %).[6,8-10] El síntoma de presentación más frecuente es el dolor abdominal, acompañado o no de manifestaciones digestivas e incluso extraintestinales. Un dolor en la fosa ilíaca derecha de carácter posprandial preferente asociado a signos generales como pérdida de peso, anorexia, astenia, talla baja, diarrea y otros síntomas extradigestivos, como aftas orales, artralgias o artritis, etc., debe hacer sospechar su diagnóstico. Hay otros datos semiológicos que, aun siendo más característicos de la enfermedad de Crohn, pueden aparecer en la colitis ulcerosa, como son las aftas orales, las fisuras anales o los repliegues carnosos perianales de pequeño tamaño. Cuando se palpe una masa abdominal, y se acompañe de fiebre prolongada de origen poco claro, también debe sospecharse que se trate de una enfermedad de Crohn. El retraso del crecimiento afecta al menos a la tercera parte de los pacientes en el momento del diagnóstico (36-88 %), y es mucho más común que en la colitis ulcerosa. El retraso de la madurez sexual es otro signo que debe hacer sospechar que un adolescente o preadolescente puede estar afectado por una enfermedad de Crohn.

Como EII no clasificada se describe aquella situación en que la inflamación colónica no tiene rasgos definitorios para poder clasificarla claramente como enfermedad de Crohn o colitis ulcerosa. La clínica que presenta es similar a la de la colitis ulcerosa, pero puede tener algunas características atípicas que son las que hacen que se instaure la duda sobre este diagnóstico, como pueden ser retraso de crecimiento, afectación de otros segmentos del aparato digestivo distintos del colon o preservación anatomopatológica rectal. Con la reevaluación a lo largo del tiempo, un pequeño porcentaje seguirá diagnosticado de EII no clasificada, y entre el 40 % y el 75 % se reclasificará como enfermedad de Crohn o colitis ulcerosa.[5,11,12]

2   Manifestaciones extraintestinales

Las manifestaciones extraintestinales asociadas a la EII, mal caracterizadas hasta hace pocos años, tienen una prevalencia muy variable. Mientras una reciente revisión establece en un 6 % las detectadas antes del diagnóstico, otros encuentran tasas más altas, sobre todo si se incluye entre ellas el retraso del crecimiento. Además, en nuestra experiencia, hasta un 36 % de los casos de EII presentaban complicaciones extradigestivas (articulares, cutáneas, hepáticas, pancreáticas, sistémicas, etc.), que incluso fueron la manifestación inicial en un 11 % de los casos de enfermedad de Crohn (véase la tabla 1).

El riesgo de que aparezca al menos una manifestación extraintestinal durante el curso evolutivo de la EII se ha establecido, en una revisión multicéntrica americana, en un 9 % al año, un 19 % a los cinco años y un 29 % a los quince años tras el diagnóstico.[13] En otra revisión similar del año 2010, con más de mil pacientes, se observa la presencia de una manifestación extraintestinal en el 28 % de los casos de EII (30 % en la enfermedad de Crohn y 24 % en la colitis ulcerosa).[14] Algunas pueden ser más características de una u otra enfermedad, pero en su aparición no dependen la edad en el momento del diagnóstico, el tipo ni el grupo étnico del paciente. Ambas enfermedades comparten muchas de sus manifestaciones extraintestinales. En la tabla 1 se muestran las manifestaciones extraintestinales más sobresalientes, especificando su prevalencia, momento de aparición, correlación inflamatoria y respuesta al tratamiento.[13-15]

Manifestaciones extraintestinales	Prevalencia	Aparición	Correlación con la inflamación intestinal activa	Respuesta al tratamiento
Eritema nudoso	15 % en enfermedad de Crohn Menos común en colitis ulcerosa	Posterior al brote	Buena	Buena
Pioderma gangrenoso	< 1 % en enfermedad de Crohn colónica 5 % en colitis ulcerosa	Pre/post	Mala	Mala
Orofaciales	Comunes en enfermedad de Crohn, raras en colitis ulcerosa	Posterior al brote	Buena	Buena Guclocorticoides tópicos
Fisuras perianales	85 % en enfermedad de Crohn	Posterior al brote	Buena	Buena/tórpida Guclocorticoides y antibióticos; infliximab
Artritis periférica	20 % en enfermedad de Crohn Menos común en colitis ulcerosa	Posterior y migratoria	Buena	Cura tras colectomía
Espondilitis anquilosante	10 % en EII (enfermedad de Crohn > colitis ulcerosa)	Posterior al brote	Nula	Mala respuesta
Osteoporosis y osteopenia	5-30 % en enfermedad de Crohn > colitis ulcerosa	Posterior al brote	Buena	Inmunomoduladores Bisfosfonatos
Retraso del crecimiento	Enfermedad de Crohn > colitis ulcerosa	Posterior al brote	Buena	En colitis ulcerosa cura tras cirugía En enfermedad de Crohn, ¿hormona del crecimiento?
Epiescleritis	3-4 % en enfermedad de Crohn > colitis ulcerosa	Posterior al brote	Buena	Glucocorticoides tópicos

Continúa

Continuación

Manifestaciones extraintestinales	Prevalencia	Aparición	Correlación con la inflamación intestinal activa	Respuesta al tratamiento
Uveítis anterior Iridociclitis	10 % en EII Enfermedad de Crohn = colitis ulcerosa	Pre/post	Nula	Glucocorticoides sistémicos Secuelas
Colangitis esclerosante	1-5 % en EII Colitis ulcerosa >enfermedad de Crohn	Pre/post	Nula	Mala
Colelitiasis	10 % en EII Enfermedad de Crohn >colitis ulcerosa	Posterior al brote	Buena	Cirugía
Nefrolitiasis	2-6 % en enfermedad de Crohn	Posterior al brote	Buena	Cirugía
Obstrucción uretral y fístulas	2-8 % en enfermedad de Crohn	Posterior al brote	Buena	Cirugía
Tromboembolia	1-6 % en EII, ambas	Posterior al brote	Buena	Radiología vascular intervencionista Cirugía
Amiloidosis	1 % en enfermedad de Crohn	Posterior al brote	Buena	Colchicina
Pancreatitis	5 % ambas	Posterior al brote	Buena	Mala

Tabla 1. Manifestaciones extraintestinales de la enfermedad inflamatoria intestinal pediátrica.

2.1   Retraso del crecimiento y deficiencias nutricionales

El retraso del crecimiento es mucho más común en la enfermedad de Crohn que en la colitis ulcerosa, con una prevalencia que varía entre el 36 % y el 88 %, dependiendo de los criterios empleados y la región geográfica considerada.[16-21] Dada la importancia que esta complicación tiene en el niño y el adolescente en crecimiento, se aborda de manera específica en el capítulo 4 de esta obra.

2.2   Lesiones cutáneas

Suponen entre el 10 % y el 15 % de las manifestaciones extraintestinales. Destacan especialmente el eritema nudoso y el pioderma gangrenoso, aunque tanto en niños como en adultos se han descrito otras afecciones, como la enfermedad de Crohn metastática, que corresponde a una dermatitis en la que histopatológicamente destaca la existencia de granulomas similares a los observados en el intestino, o el síndrome de Sweet, que consiste en una dermatosis neutrófila aguda febril caracterizada por su aparición como placas o nódulos eritematosos con un infiltrado de neutrófilos, que coexiste con leucocitosis periférica y que en algunos casos se ha descrito como secundario al empleo de azatioprina en la enfermedad de Crohn. Su tratamiento se basa en glucocorticoides sistémicos. También se han citado casos esporádicos de psoriasis (descrita en ocasiones como una reacción paradójica al tratamiento con fármacos contra el factor de necrosis tumoral [anti-TNF]), epidermólisis bullosa y eritema *elevatum diutinum*.[22,23]

2.2.1   Eritema nudoso

Se caracteriza por la aparición de nódulos eritematosos en la superficie extensora de los miembros inferiores. En la EII aparece con relativa frecuencia, en un 15 % de los pacientes con enfermedad de Crohn y en menos ocasiones en la colitis ulcerosa. Puede preceder a la enfermedad, aunque lo habitual es que siga de cerca a la actividad inflamatoria y los brotes sucesivos de ésta. Su etiopatogenia es desconocida, pero algunos encuentran asociación con ciertos haplotipos (HLA-B15). Se trata de una complicación molesta que produce impotencia funcional y dolor, pero que en general responde bien al tratamiento habitual de la EII. En ocasiones se han visto respuestas con tratamiento intralesional de potasio yodado o corticoesteroides.[22,23]

2.2.2   Pioderma gangrenoso

Se caracteriza por la aparición de una pústula eritematosa o nódulo que se extiende rápidamente formando una úlcera con bordes violáceos e irregulares. El cultivo es estéril. Aparece en la superficie extensora de los miembros o en lugares que han sufrido un traumatismo previo. Su prevalencia en la EII es del 0,5 % al 5 %, y se observa mucho más en la colitis ulcerosa. No guarda relación con la actividad inflamatoria y puede aparecer antes del diagnóstico o en el curso evolutivo de la enfermedad, o incluso tras la colectomía. Se han descrito hasta cuatro clases: bullosa, familiar, maligna y superficial. Histológicamente es una vasculitis linfocitaria periférica con infiltración de neutrófilos. En un número considerable de los casos se asocia con artritis periférica. La respuesta al tratamiento en general es mala, y actualmente se trata con inmunomoduladores. Los casos leves pueden responder a los glucocorticoides intralesionales, al cromoglicato sódico o al ácido 5-aminosalicílico tópicos.[22,23]

2.3 Manifestaciones orales

Aparecen en el 10 % al 20 % de los pacientes con EII, son habituales en la enfermedad de Crohn y más raras en la colitis ulcerosa. Se manifiestan como estomatitis angular, estomatitis aftosa recidivante, pioestomatitis vegetante, glositis y gingivoestomatitis ulcerosa, con imágenes a veces similares al empedrado intestinal. En general se correlacionan bien con la actividad inflamatoria y rara vez aparecen antes del diagnóstico. Su respuesta al tratamiento convencional es buena, aunque las recaídas son frecuentes.[24,25]

2.4 Manifestaciones articulares

Son el grupo de manifestaciones extraintestinales más comunes en la EII pediátrica, que aparecen en un 15 % a un 20 % de los individuos. En ocasiones preceden al diagnóstico de la enfermedad, pero la mayoría acontecen durante su curso evolutivo asociadas a la actividad inflamatoria, con la excepción de la espondilitis anquilosante que es de curso independiente al de la EII.[13,15]

2.4.1 Artritis periférica

Ocurre hasta en un 20 % de los casos de enfermedad de Crohn y algo menos en la colitis ulcerosa. Se correlaciona bien con la actividad inflamatoria. En los pacientes con colitis ulcerosa se resuelve después de la colectomía. La artritis suele ser migratoria y asimétrica, y afecta principalmente a las grandes articulaciones de los miembros inferiores. La artritis periférica en general responde bien al tratamiento médico-quirúrgico de la colitis. Además, es conveniente descanso, fisioterapia y en ocasiones antiinflamatorios no esteroideos con precaución, ya que podrían exacerbar los síntomas de la enfermedad digestiva.

2.4.2　Espondilitis anquilosante

Menos frecuente, aparece en adolescentes y adultos jóvenes, y su evolución y respuesta al tratamiento son independientes de la actividad intestinal. Afecta a un 10 % de los pacientes con EII y es más común en la enfermedad de Crohn. A menudo se asocia con el haplotipo HLA-B27 y tiene un curso idéntico al de las espondilitis anquilopoyéticas de las espondiloartropatías: cansancio matutino, exacerbación del dolor con el descanso, etc. Se han ensayado sulfasalazina y mesalazina, metotrexato, azatioprina, anti-TNF y talidomida.[6,13-15]

2.5　Manifestaciones oculares

Aparecen aproximadamente en un 1,6 % a un 4,6 % de los casos de colitis ulcerosa y en un 3 % a un 6,3 % de los de enfermedad de Crohn con afectación colónica. La afectación ocular puede adoptar diferentes formas, entre las que destacan epiescleritis, uveítis e iridociclitis, afectación vascular y glaucoma.[13-15]

2.5.1　Epiescleritis

Se observa en el 3 % al 4 % de los pacientes y es más habitual en la enfermedad de Crohn que en la colitis ulcerosa. Va íntimamente asociada a la actividad inflamatoria y lo habitual es que se manifieste tras el diagnóstico. Se caracteriza por una hiperemia indolora de la esclera y la conjuntiva, sin merma de la visión. Responde bien a los corticoesteroides tópicos.

2.5.2　Uveítis e iridociclitis

Acontece en un 10 % de los casos de EII. Se caracteriza por la aparición de dolor agudo o subagudo, con visión borrosa, fotofobia, cefalea e iridoespasmo. No hay disminución de la agudeza visual, a no ser que la retina o la úvea posterior estén afectadas. Se trata sin duda de una emergencia, ya que puede originar ceguera si no se instaura tratamiento inmediato (glucocorticoides tópicos/sistémicos). No hay asociación con la actividad de la EII y también puede desarrollarse durante la remisión o después de la colectomía. La deficiencia visual y la cicatrización del iris son posibles complicaciones.

2.5.3   Glaucoma

Aunque va asociado al empleo de corticoesteroides, se han descrito casos sin el uso de estos fármacos en pacientes con EII ligados a fenómenos autoinmunitarios. Los corticoesteroides aumentan la presión intraocular, con riesgo de glaucoma y cataratas. Su prevención es fundamental, por lo que se recomienda la evaluación oftalmológica regular de todo paciente con EII.[6,13-15]

2.6   Manifestaciones hepatobiliares

Entre las más graves descritas, pueden aparecer colangitis esclerosante primaria, pericolangitis, hepatitis autoinmunitaria, cirrosis, colangiocarcinoma, amiloidosis y abscesos hepáticos. Es común la colelitiasis, que algunos atribuyen a una composición biliar anormal tras la resección ileal y otros a la propia enfermedad. En general, las manifestaciones hepatobiliares guardan una buena correlación con la actividad inflamatoria, excepto la colangitis esclerosante primaria. Es necesario un control analítico funcional hepático periódico en todos los pacientes con EII.

2.6.1   Colangitis esclerosante primaria

Es más habitual en la colitis ulcerosa que en la enfermedad de Crohn (hasta en el 5,5 % de las colitis extensas y en el 0,5 % de las colitis distales). Su causa es desconocida. Un 70 % de los pacientes presentan HLADR3, B8 +. El diagnóstico debe sospecharse ante signos analíticos de citólisis y colestasis (elevación de la gamma glutamil transpeptidasa y de la fosfatasa alcalina), y en casos avanzados por ictericia colestática con elevación de la bilirrubina y de la inmunoglobulina G y anticuerpos antimúsculo liso y antinucleares positivos. El tratamiento médico convencional con glucocorticoides, azatioprina, metotrexato, pentoxifilina, tacrolimus, bezofibrato, antibióticos y ácido ursodesoxicólico mejora paliativamente, pero no modifica el curso evolutivo. Por tanto, el pronóstico es malo y muchos pacientes con esta complicación derivan a trasplante hepático.[6,13-15] Algunos estudios demuestran cómo la presencia de colangitis esclerosante primaria asociada a colitis ulcerosa constituye un factor de riesgo independiente para el desarrollo de carcinoma colorrectal y colangiocarcinoma.

2.7 Miscelánea

- *Manifestaciones renales y genitourinarias:* colelitiasis de oxalato cálcico y de ácido úrico (1 % en niños). También se han descrito uropatía obstructiva y fístulas.

- *Amiloidosis:* puede observarse en la enfermedad de Crohn de larga evolución y actividad. Afecta a los riñones y el intestino, y entraña mal pronóstico.

- *Pancreatitis:* puede ser originada por colelitiasis, fístula duodenal, obstrucción mecánica del conducto pancreático principal o de tipo iatrogénico (azatioprina).

- *Hematológicas:* la anemia es muy habitual (85 % en la enfermedad de Crohn, 5 % en la colitis ulcerosa) y su causa es multifactorial (iatrogénica, ferropénica por sangrado, secundaria a enfermedad crónica...). También pueden presentarse más raramente fenómenos tromboembólicos (1-6 %).

- *Cardiopulmonares:* su frecuencia es inferior al 1 %. Puede observarse pleuropericarditis y más raramente enfermedad pulmonar relacionada con la sulfasalazina, vasculitis e infecciones oportunistas (tuberculosis pulmonar).

- *Neurológicas:* se han descrito neuropatías periféricas, miopatías, defectos focales del sistema nervioso central, convulsiones, episodios confusionales, meningitis, síncope, neuritis óptica y pérdida sensorial. También pueden ser iatrogénicas, como es el caso de la neuropatía en guante/calcetín por metronidazol.[6,13-15]

3 Evolución de la enfermedad inflamatoria intestinal pediátrica

3.1 Colitis ulcerosa

La colitis ulcerosa en los niños tiene mucho peor pronóstico que en los adultos, pues durante su evolución suele hacerse crónica o intermitente, con brotes sucesivos que a medio plazo derivan en la necesidad de plantearse una colectomía resolutiva hasta en un 40 % de los pacientes, debido sobre todo a la corticodependencia y, en menor medida, a la resistencia al tratamiento médico convencional. Además, la colitis ulcerosa en los niños es especialmente agresiva y cursa con pancolitis casi desde el inicio en un 50 % a un 75 % de los casos, mientras que en los adultos la lesión se va extendiendo en sentido ascendente desde el recto y es más frecuente la forma intermitente o cíclica frente a la crónica, más habitual del niño. La evolución natural de la enfermedad ha cambiado con el advenimiento de los nuevos tratamientos y estrategias. En una serie del año 1979 se describía un 11 % de pacientes que no recidivaban tras un primer brote, un 20 % que cursaban con brotes y períodos de remisión, un 51 % con enfermedad crónica pero no incapacitante, y un 18 % con enfermedad crónica e incapacitante. Por el contrario, en otra serie de 1996, del 80 % de pacientes libres de síntomas tras un primer brote, el 55 % seguían sin clínica, el 38 % presentaban síntomas crónicos intermitentes y sólo el 7 % mostraba clínica continua.[26,27]

3.2   *Enfermedad de Crohn*

Se desconoce la verdadera evolución natural de la enfermedad de Crohn, debido a la ausencia de series de pacientes a largo plazo que permanezcan sin tratamiento, aunque hay alguna publicación de adultos mantenidos sin actividad con placebo, pero con pocos años de seguimiento. La enfermedad de Crohn tiene diferentes patrones evolutivos dependiendo de la edad de aparición, la localización, el fenotipo (inflamatorio, penetrante o fistulizante, y estenosante) y la presencia o no de retraso del crecimiento, pero la mayoría de los pacientes evolucionan de forma intermitente con recaídas cíclicas (75 %), aunque un 13 % sufren una enfermedad continua de carácter invalidante. Sólo un 10 % consiguen mantenerse en remisión prolongada a largo plazo.

El fenotipo de la enfermedad puede cambiar con el tiempo. En la mayoría de los niños, en el momento del diagnóstico es de tipo inflamatorio y con los años son más los pacientes que evolucionan a los subtipos estenosante y fistulizante.

El retraso del crecimiento es mucho más frecuente en la enfermedad de Crohn; se detecta hasta en el 85 % de los pacientes pediátricos recién diagnosticados, y en torno al 50 % de los adultos diagnosticados de enfermedad de Crohn en la infancia presentan tallas finales inferiores al 10 % de la población general. A ello contribuye sin duda la corticodependencia, presente ya en el 31 % de los pacientes al año del diagnóstico, porcentaje que se incrementa al aumentar los años de evolución.

En torno al 50 % de los pacientes precisarán cirugía en los veinte años siguientes al diagnóstico, y la presencia de un patrón serológico con anticuerpos frente a *Sacharomyces* positivos y anticitoplasma del neutrófilo negativos se asocia a un mayor riesgo de necesidad de cirugía.

El cáncer de colon parece estar ligeramente aumentado con respecto a la población general. No sucede así con el cáncer de intestino delgado, con un riesgo mucho más alto (entre veinte y cuarenta veces según distintos estudios) que el de la población general, en parte debido a que este tipo de neoplasias son de por sí infrecuentes.

La calidad de vida de los pacientes con enfermedad de Crohn se ve claramente afectada, con frecuentes ausencias escolares, y en la edad adulta persiste una alta tasa de discapacidad e imposibilidad de trabajar.[9,18,26]

3.3 *Enfermedad inflamatoria intestinal no clasificada*

Debido a la falta de consenso entre las diferentes publicaciones sobre el diagnóstico de la EII no clasificada, es muy difícil conocer la evolución natural de esta enfermedad, ayudado además por el hecho de que en la mayoría de los ensayos clínicos se excluye a estos pacientes. Funcionalmente, la única diferencia de pronóstico es una mayor tasa de complicaciones postoperatorias tras la colectomía que en los pacientes con colitis ulcerosa.[11]

4 Seguimiento clínico de la enfermedad inflamatoria intestinal pediátrica

En el seguimiento y el tratamiento de la EII pediátrica debe evaluarse no sólo la actividad inflamatoria de la enfermedad, sino también el crecimiento del paciente, el estado nutricional y los aspectos psicosociales (muy importante, sobre todo en los adolescentes, la alta tasa de falta de adherencia al tratamiento). Además, se ha demostrado que sólo si se logra una remisión histológica o «curación real» de la mucosa afectada se observan cambios significativos en el devenir de ambas enfermedades, por lo cual los objetivos terapéuticos actuales, además de conseguir la remisión y procurar mantenerla, deben centrarse en este aspecto, que es clave para que el paciente pueda desarrollar una vida normal, y ganar en calidad de vida, consiguiendo un desarrollo y un crecimiento óptimos.[28,29]

Para la evaluación de la actividad de la enfermedad se dispone de índices de actividad específicamente diseñados para su uso en pacientes pediátricos. El índice PUCAI *(Pediatric Ulcerative Colitis Activity Index)* (véase la tabla 2), exclusiva-

Variable	Puntuación
1. Dolor abdominal:	
– Sin dolor	0
– Dolor que puede ser ignorado	5
– Dolor que no puede ser ignorado	10
2. Rectorragias:	
– Ausentes	0
– Pequeño sangrado en < 50 % de deposiciones	10
– Pequeño sangrado en la mayoría de deposiciones	20
– Sangrado abundante (> 50 % de deposiciones)	30
3. Consistencia de la mayor parte de las deposiciones:	
– Formes	0
– Parcialmente formes	5
– Completamente deshechas	10
4. Número de deposiciones en 24 horas:	
– 0-2	0
– 3-5	5
– 6-8	10
– >8	15
5. Deposiciones nocturnas (cualquier episodio que despierta):	
– Ausentes	0
– Presentes	10
6. Grado de actividad:	
– Sin limitación de la actividad	0
– Limitación ocasional de la actividad	5
– Restricción importante de la actividad	10
Suma de PUCAI (0-85)	

PUCAI < 10: remisión; PUCAI 10-34: brote leve; PUCAI 35-64: brote moderado;
PUCAI > 65: brote grave.

Tabla 2. Índice de actividad de la colitis ulcerosa pediátrica (PUCAI).[31]

mente clínico, se ha perfilado como una herramienta adecuada para valorar la actividad inflamatoria de la colitis ulcerosa pediátrica sin necesidad de parámetros analíticos. Por lo que respecta a la enfermedad de Crohn, suele emplearse el PCDAI *(Pediatric Crohn Disease Activity Index)* (véase la tabla 3). Estos índices, aparte de los otros aspectos ya comentados previamente, deben ser evaluados de forma sistemática en la consulta para la detección precoz de alteraciones, de cara a instaurar el tratamiento adecuado.[30-32]

Historia clínica	Puntos
Dolor abdominal:	
– Ninguno	0
– Leve, no afecta a las actividades	1
– Intenso, prolongado o nocturno	2
Deposiciones diarias:	
– 0-1 líquidas sin sangre	0
– Hasta 2 semiblandas con sangre o 2-5 líquidas	5
– Sangre abundante o > 6 líquidas o nocturnas	10
Estado general y capacidad funcional:	
– Bueno, actividad no limitada	0
– Regular, dificultades ocasionales para mantener actividades	5
– Muy deficiente, dificultades habituales	10
Parámetros analíticos	**Puntos**
Velocidad de sedimentación globular:	
– < 20	0
– 20-50	2,5
– > 50	5
Albúmina (g/l):	
– > 35	0
– 31-34	5
– < 30	10

Hematócrito (%):

< 10 años	Varón 11-14	Varón 15-19	Mujer 11-19	
> 33	> 35	> 37	> 34	0
28-32	30-34	32-36	29-33	2,5
< 28	< 30	< 32	< 29	5

Exploración	Puntos
Peso:	
– Aumento de peso, peso estable o adelgazamiento voluntario	0
– Peso estable involuntario o adelgazamiento 1-9 %	5
– Adelgazamiento > 10 %	10
Abdomen:	
– No masas abdominales ni dolor a la palpación	0
– Dolor a la palpación o masas abdominales indefinidas sin dolor	5
– Masa abdominal definida, dolor a la palpación + contractura	10

Continúa

Continuación

Exploración	Puntos
Talla (completar sólo en el momento del diagnóstico): – Disminución de menos de 1 escala (2 percentiles) – Disminución de 1-2 escalas – Disminución de más de 2 escalas	0 5 10
Velocidad de crecimiento (completar sólo en el seguimiento): – >–1 DE – <–1 a –2 DE – >–2 DE	0 5 10
Enfermedad perirrectal: – Colgajos o papilomas asintomáticos – 1-2 fístulas indoloras, drenaje sin dolor a la palpación – Fístulas activas, drenaje con dolor a la palpación o abscesos	0 5 10
Manifestaciones extraintestinales: – No – 1 – ≥2	0 5 10

Puntuación total: 0-100.
≥ 30: enfermedad de Crohn moderada o grave; > 11 y < 30: enfermedad de Crohn leve;
≤ 10: remisión clínica.

Tabla 3. Índice de actividad de la enfermedad de Crohn en pediatría (PCDAI).[32]

Bibliografía

1. Griffiths AM, Hugot JP. Crohn disease. En: Walker WA, Goulet O, Kleinman RE, *et al.*, editores. Pediatric gastrointestinal disease: pathopsychology, diagnosis, management. 4th ed. Ontario: BC Decker; 2004. pp. 789-824.
2. Gryboski JD. Crohn's disease in children 10 years old and younger: comparison with ulcerative colitis. J Pediatr Gastroenterol Nutr. 1994; 18: 174-82.
3. Barton JR, Ferguson A. Clinical features, morbidity and mortality of Scottish children with inflammatory bowel disease. Q J Med. 1990; 75: 423-39.
4. Bousvaros A, Antonioli DA, Colleti RB, Dubinsky MC, Glickman JN, Gold BD, *et al.* Differentiating ulcerative colitis from Crohn disease in children and young adults: report of a working group of the North American Society for Pediatric Gastroenterology, Hepatology, and Nutrition and the Crohn's and Colitis Foundation of America. J Pediatr Gastroenterol Nutr. 2007; 44: 653-74.
5. Inflammatory Bowel Disease Working Group of ESPGHAN. Inflammatory bowel disease in children and adolescents: recommendations for diagnosis – the Porto criteria. J Pediatr Gastroenterol Nutr. 2005; 41: 1-7.
6. Fernández N, Bousoño C, Ramos E, Crespo M. Enfermedad inflamatoria intestinal en pacientes pediátricos en Asturias (1993-2005): epidemiología y clínica. Acta Ped Esp. 2004; 62: 466-72.

7. Bousoño C, Ramos E. Protocolos de digestivo: enfermedad inflamatoria intestinal. Bol Pediatr. 2006; 46 (Supl 1): 91-9.

8. Levine A, Griffiths A, Markowitz J, Wilson DC, Turner D, Russell RK, *et al.* Pediatric modification of the Montreal classification for inflammatory bowel disease: the Paris classification. Inflamm Bowel Dis. 2011; 17: 1314-21.

9. Pigneur B, Seksik P, Viola S, Viala J, Beaugerie L, Girardet JP, *et al.* Natural history of Crohn's disease: comparison between childhood- and adult-onset disease. Inflamm Bowel Dis. 2010;16: 953-61.

10. Lakatos L, Kiss LS, David G, Pandur T, Erdelyi Z, Mester G, *et al.* Incidence, disease phenotype at diagnosis, and early disease course in inflammatory bowel diseases in Western Hungary, 2002-2006. Inflamm Bowel Dis. 2011; 17: 2558-65.

11. Kappelman MD, Grand RJ. Natural history of pediatric indeterminate colitis. En: Mamula P, Markowitz JE, Baldassano RN, editors. Pediatric inflammatory bowel disease. New York: Springer; 2008. pp. 83-90.

12. Martín de Carpi J, Vila V, Varea V. Aplicación de los criterios de Oporto para el diagnóstico de enfermedad inflamatoria intestinal pediátrica en un centro pediátrico de referencia. An Pediatr (Barc). 2011; 75: 232-8.

13. Jose FA, Garnett EA,Vittinghoff E, Ferry GD, Winter HS, Baldassano RN, *et al.* Development of extraintestinal manifestations in pediatric patients with inflammatory bowel disease. Inflamm Bowel Dis. 2009; 15: 63-8.

14. Dotson JL, Hyams JS, Markowitz J, LeLeiko NS, Mack DR, Evans JS, *et al.* Extraintestinal manifestations of pediatric inflammatory bowel disease and their relation to disease type and severity. J Pediatr Gastr Nutr. 2010; 51: 140-5.

15. Jose FA, Melvin B. Extraintestinal manifestations of inflammatory bowel disease. J Pediatr Gastr Nutr. 2008; 46: 124-33.

16. Bousvaros A, Burpee T, Leichtner A. Clinical manifestations of Crohn's disease in children and adolescents. Up to Date. 2012; Topic 5865, Version 5.0.

17. Motil KJ, Grand RJ, Davis-Kraft L, Ferlic LL, Smith EO. Growth failure in children with inflammatory bowel disease: a prospective study. Gastroenterology. 1993; 105: 681-91.

18. Markowitz J. The natural history of pediatric Crohn disease. En: Mamula P, Markowitz JE, Baldassano RN, editors. Pediatric inflammatory bowel disease. New York: Springer; 2008. pp. 67-74.

19. Paerregaard A, Uldall Urne F. Anthropometry at the time of diagnosis in Danish children with inflammatory bowel disease. Acta Paediatr. 2005; 94: 1682.

20. Heuschkel R, Salvestrini C, Beattie M, Hildebrand H, Walters T, Griffiths A. Guidelines for the management of growth failure in childhood. Inflamm Bowel Dis. 2008; 14: 839-49.

21. Teitelbaum JE. Nutrient deficiencies in inflammatory bowel disease adolescents. Up to Date. 2012; Topic 5865, Version 5.0.

22. Galbraith SS, Drolet BA, Kugathasan S, Paller AS, Esterly NB. Asymptomatic inflammatory bowel disease presenting with mucocutaneous findings. Pediatrics. 2005; 116: e439-44.

23. Martín de Carpi J, Chávez K, Vicente M, González M, Vilar P, Vila V, *et al.* Manifestaciones cutáneas de la enfermedad inflamatoria intestinal. An Pediatr. 2009; 70: 570-7.

24. Harty S, Fleming P, Rowland M, Crushell E, Mc Dermott M, Drumm B, *et al.* A prospective study of the oral manifestations of Crohn's disease. Clin Gastroenterol Hepatol. 2005; 3: 886-91.

25. Pittock S, Drumm B, Fleming P, Mc Dermott M, Imrie C, Flint S, *et al.* The oral cavity in Crohn's disease. J Pediatr. 2001; 138: 767-71.

26. Romberg-Camps MJL, Dagnelie PC, Kester ADM, Hesselink-van de Kruijs M, Cilissen M, Engels EG, *et al.* Influence of phenotype at diagnosis and of other potential prognostic factors on the course of inflammatory bowel disease. Am J Gastroenterol. 2009; 104: 371-83.

27. Hyams JS. Natural history of pediatric ulcerative colitis. En: Mamula P, Markowitz JE, Baldassano RN, editores. Pediatric inflammatory bowel disease. New York: Springer; 2008. pp. 75-81.
28. Dave M, Loftus EV. Mucosal healing in inflammatory bowel disease. A true paradigm of success? Gastroenterol Hepatol (NY). 2012; 8: 29-38.
29. Frøslie KF, Jahnsen J, Moum BA, Vaten MH. Mucosal healing in inflammatory bowel disease: results from a Norwegian population-based cohort. Gastroenterology. 2007; 133: 412-22.
30. Truelove JC, Witts LJ. Cortisone in ulcerative colitis. Final report on a therepautic trial. BMJ. 1955; 2: 1502-7.
31. Turner D, Otley AR, Mack D, De Brujine J, Uusoue K, Walter T, *et al.* Development of a Pediatric Ulcerative Colitis Activity Index (PUCAI): a prospective multicenter study. Gastroenterology. 2007; 133: 423-32.
32. Hyams JS, Ferry GD, Mandel FS, Gryboski JD, Kiborrt PM, Kirschner BS, *et al.* Development and validation of a pediatric Crohn's disease activity index. J Pediatr Gastroenterol Nutr. 1991; 12: 439-47.

Capítulo 3

Optimización de las estrategias diagnósticas y diagnóstico diferencial de la enfermedad inflamatoria intestinal pediátrica

V. Vila,[1] A. Rodríguez[2]

[1] Unidad para el Cuidado Integral
de la Enfermedad Inflamatoria Intestinal Pediátrica
Sección de Gastroenterología, Hepatología y Nutrición Pediátrica
Hospital Sant Joan de Déu
Esplugues de Llobregat, Barcelona

[2] Área de Gastroenterología, Hepatología y Nutrición Pediátrica
Unidad de Gestión Clínica de Pediatría y Áreas Específicas
Hospital Virgen del Rocío
Sevilla

Correspondencia:
Dr. Víctor Vila Miravet
vvila@hsjdbcn.org

Sinopsis

La enfermedad inflamatoria intestinal pediátrica presenta características propias que determinan la necesidad de un diagnóstico preciso, siguiendo las recomendaciones establecidas en los criterios de Oporto del año 2005. Así, la utilización racional de las técnicas diagnósticas disponibles permitirá realizar un adecuado diagnóstico diferencial de la enfermedad inflamatoria intestinal frente a otras afecciones que también cursan con inflamación intestinal.

Introducción

A pesar de los avances en el conocimiento de la enfermedad y del desarrollo de nuevos marcadores serológicos y técnicas de imagen, la base fundamental para el diagnóstico de la enfermedad inflamatoria intestinal (EII) sigue siendo la anamnesis y la exploración física. No existe ninguna prueba diagnóstica específica para la EII, de manera que el diagnóstico final vendrá determinado por la suma de datos clínicos, analíticos, endoscópicos, radiológicos e histológicos, tras haber realizado un adecuado diagnóstico diferencial. La EII pediátrica (EII-P) tiene aspectos distintivos respecto a la del adulto que deben tenerse en cuenta en la aproximación diagnóstica, de los cuales los más importantes son la afectación del crecimiento y el hecho de ser una enfermedad generalmente más extensa y dinámica. Esto, unido al mayor conocimiento de la enfermedad por parte de los especialistas pediátricos, ha contribuido a que se desarrollen consensos de diagnóstico y clasificaciones específicos para la EII-P.[1,2] La mejor estrategia diagnóstica ante un paciente con sospecha de EII-P consistirá en aplicar una adecuada sistemática de estudio, evitar la demora en el diagnóstico, realizar un correcto diagnóstico diferencial y aplicar los criterios diagnósticos y de clasificación específicos. Una vez establecida la sospecha, el paciente debe ser derivado a un centro especializado en EII-P para establecer el diagnóstico definitivo e iniciar el tratamiento más adecuado.

1 Diagnóstico precoz

El retraso en el diagnóstico es un aspecto de especial importancia en la edad pediátrica, por el impacto negativo que puede tener en el crecimiento, en especial la enfermedad de Crohn. A este hecho hay que añadir aspectos como la pérdida de escolarización, el aislamiento social, la malnutrición y el retraso puberal, cuyo impacto también va a depender de la demora en el diagnóstico.[3] Hasta un 46% de los niños con enfermedad de Crohn y un 10% de los que padecen colitis ulcerosa presentan un retraso del crecimiento en el momento del diagnóstico.[4,5] La aplicación de tratamientos de forma precoz y previamente al final del crecimiento ha demostrado su eficacia en la reversibilidad de dicho retraso.[6] Por otro lado, hay estudios que demuestran que un retraso en el diagnóstico puede suponer que el niño con enfermedad de Crohn tenga una talla final reducida.[7] La demora media entre el comienzo de los síntomas y el diagnóstico varía según las series, pero siempre es superior en la enfermedad de Crohn.[8] Los intervalos oscilan entre tres y cinco meses para la colitis ulcerosa, y entre cinco y once meses para la enfermedad de Crohn. En un estudio reciente, los pacientes con más demora en el diagnóstico fueron los de menor edad, con enfermedad de Crohn y con afectación ileal.[9] Un diagnóstico precoz exige una vigilancia activa por parte del pediatra de cabecera, una adecuada colaboración entre la atención primaria y la especializada, y un mejor grado de conocimiento de la EII por parte de la sociedad.

2 Anamnesis y exploración física

En el capítulo anterior se han expuesto con detalle las manifestaciones clínicas de la EII-P. Aparte del retraso en el crecimiento y en la maduración sexual, la

EII-P puede tener otros rasgos clínicos diferentes a los del adulto.[10] En general, debe sospecharse EII-P en niños con síntomas persistentes o recurrentes de dolor abdominal, diarrea, sangrado rectal o pérdida de peso, acompañados o no de manifestaciones sistémicas o extraintestinales. En los niños con colitis ulcerosa, los síntomas más frecuentes son el sangrado rectal y la diarrea. En la enfermedad de Crohn, la clínica digestiva suele ser más inespecífica e incluso ausente, y sólo un 25 % de los pacientes presentarán los síntomas clásicos de diarrea, dolor abdominal y pérdida de peso. Otros síntomas o signos que pueden observarse son fiebre, malnutrición, náuseas o vómitos, síntomas psiquiátricos, amenorrea secundaria o enfermedad perianal. Las manifestaciones sistémicas o extraintestinales pueden dominar el cuadro clínico e incluso preceder a la sintomatología digestiva. Como manifestaciones extraintestinales debe buscarse afectación cutánea, articular, ocular o hepática. Finalmente, la existencia de antecedentes familiares de EII es otro aspecto que incrementa el índice de sospecha.

En la exploración física conviene detectar signos que indiquen retraso del crecimiento o de la maduración sexual. Es fundamental una valoración antropométrica en el momento del diagnóstico, registrando peso, talla e índice de masa corporal, así como realizar una curva de crecimiento para detectar posibles desaceleraciones. En los pacientes en edad de desarrollo puberal debe realizarse el estadiaje según la clasificación de Tanner. En la exploración física es importante valorar la cavidad oral y la región anal. Serán signos sugestivos de EII-P la palidez mucocutánea, el edema labial, la hiperplasia gingival, las aftas orales, los puntos selectivos dolorosos o la sensación de masa abdominal, y las lesiones perianales como fisuras, fístulas y abscesos.

3　Pruebas de laboratorio

No hay ningún marcador biológico específico de EII, y la normalidad no excluye la existencia de la enfermedad. El objetivo del estudio analítico inicial será descartar patología infecciosa y buscar marcadores de inflamación, cronicidad y malnutrición.

En el análisis sanguíneo, las alteraciones a tener en cuenta son la presencia de leucocitosis, trombocitosis, anemia microcítica, ferropenia, hipoalbuminemia y elevación de la proteína C reactiva o de la velocidad de sedimentación globular. Debe solicitarse también función hepática y renal, ionograma, vitamina B12, ácido fólico, colesterol, triglicéridos, pruebas de coagulación y marcadores de celiaquía.

Se realizará siempre examen de heces para descartar una infección, con coprocultivo, búsqueda de parásitos y determinación de toxina de *Clostridium difficile*.

El estudio de heces puede incluir también marcadores de la inflamación. Los más estudiados son la calprotectina y la lactoferrina;[11,12] ambas son proteínas de los neutrófilos cuya elevación traduce inflamación de la mucosa intestinal. Son marcadores poco específicos, pero muy sensibles, y su valor suele ser proporcional al grado de inflamación. Aparte de en la EII, pueden detectarse valores elevados cuando hay infección o enteropatía de otro origen, como celiaquía o por ingestión de antiinflamatorios no esteroideos.

La determinación de anticuerpos anticitoplasma de los neutrófilos con patrón perinuclear (pANCA) y frente a *Saccharomyces cerevisiae* (ASCA) no suele recomendarse sistemáticamente en la evaluación diagnóstica inicial. Su sensibilidad es limitada, pero pueden ser útiles en casos de colitis no clasificables siempre que se utilicen de forma combinada. Un pANCA positivo con ASCA negativo tiene un elevado valor predictivo positivo para la colitis ulcerosa, mientras que un ASCA positivo con pANCA negativo lo tiene para la enfermedad de Crohn.[13]

En los pacientes con alto grado de sospecha de EII-P es recomendable añadir las siguientes exploraciones dentro del estudio inicial: PPD *(purified protein derivative)* para la tuberculosis, radiografía de tórax y serología para los virus de las hepatitis B y C por si hay que iniciar inmunosupresores, edad ósea y densitometría ósea para valorar el crecimiento y la mineralización, y calorimetría para determinar el gasto energético.

4   Endoscopia

La endoscopia con toma de biopsias sigue siendo la técnica más importante para establecer el diagnóstico de EII, diferenciar entre enfermedad de Crohn y colitis ulcerosa, y definir el grado de actividad y extensión. Como ya se ha comentado, hay unos criterios de consenso específicos para el diagnóstico de EII-P, denominados Criterios de Oporto[1] (véase la figura 1). Ante todo paciente con sospecha de EII-P debe realizarse una colonoscopia completa con ileoscopia, una endoscopia digestiva alta, toma de biopsias múltiples de los tramos explorados (tengan o no alteraciones macroscópicas) y una exploración radiológica del intestino delgado en los casos sin diagnóstico claro de colitis ulcerosa.

La endoscopia debe realizarla personal experimentado en pacientes pediátricos, y siempre bajo anestesia general o sedación profunda. En la tabla 1 se

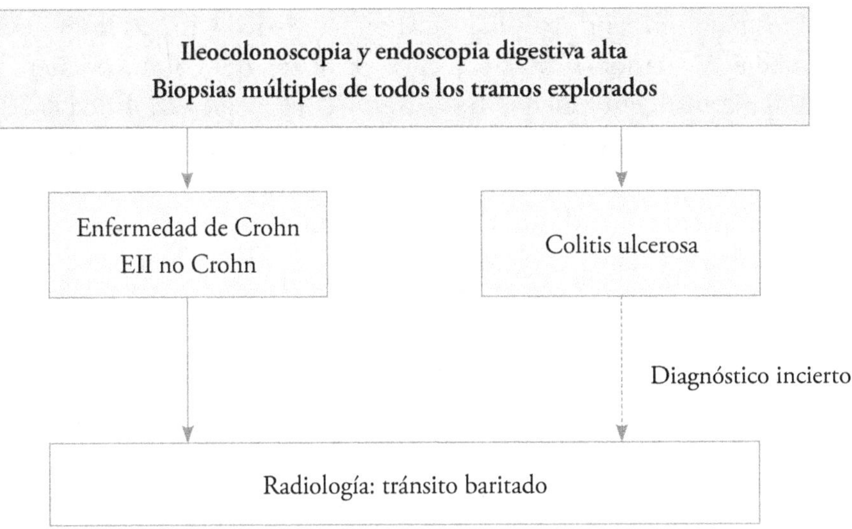

Figura 1. Criterios de Oporto para el diagnóstico de enfermedad inflamatoria intestinal en los niños.

	Enfermedad de Crohn	**Colitis ulcerosa**
Endoscopia	– Lesiones de distribución segmentaria – Aftas o úlceras lineales, profundas o serpiginosas – Aspecto en empedrado – Estenosis – Orificios fistulosos – Pseudopólipos	– Distribución difusa y continua desde el recto con extensión proximal – Mucosa eritematosa, granular, edematosa o friable – Pérdida del patrón vascular – Sangrado al roce o espontáneo – Úlceras superficiales – Exudado mucoso – Pseudopólipos
Histología	– Afectación submucosa o transmural (pieza quirúrgica) – Infiltrado inflamatorio crónico de distribución parcheada – Granulomas no caseificantes – Agregados linfoides en capas profundas – Úlceras – Distorsión de criptas – Abscesos de criptas	– Afectación exclusiva mucosa – Distribución uniforme – Infiltrado inflamatorio crónico difuso – Depleción de células caliciformes – Pérdida de mucosecreción – Linfoplasmocitosis basal – Metaplasia de células de Paneth – Disminución y distorsión de criptas – Abscesos de criptas

Tabla 1. Características endoscópicas e histológicas de la enfermedad de Crohn y la colitis ulcerosa.

resumen los hallazgos endoscópicos más característicos. En las fases iniciales de la enfermedad y cuando la afectación es exclusiva del colon, no siempre será fácil distinguir entre enfermedad de Crohn y colitis ulcerosa. En la enfermedad de Crohn, el hallazgo más característico son lesiones aftoides o ulcerosas alternando con áreas de mucosa normal (véase la figura 2). En la colitis ulcerosa, la afectación es continua desde el recto con progresión proximal. En las fases iniciales, los hallazgos más característicos son la pérdida del patrón vascular y la hiperemia mucosa (véase la figura 3).[1,14]

La ileoscopia con toma de biopsias es importante, ya que hasta un 9 % de los casos de enfermedad de Crohn pediátrica tienen afectación ileal exclusiva. Por otro lado, la ileoscopia permite detectar lesiones ileales leves que hubieran pasado inadvertidas con un solo examen radiológico, y puede ser de ayuda en los pacientes con colitis para diferenciar entre enfermedad de Crohn y colitis ulcerosa.

Se recomienda una endoscopia digestiva alta en todos los niños con sospecha de EII, independientemente de la presencia de síntomas que sugieran patología del tracto digestivo alto. En un 11 % a un 29 % de los casos la endoscopia alta puede confirmar el diagnóstico de enfermedad de Crohn, que de otra manera hubiera

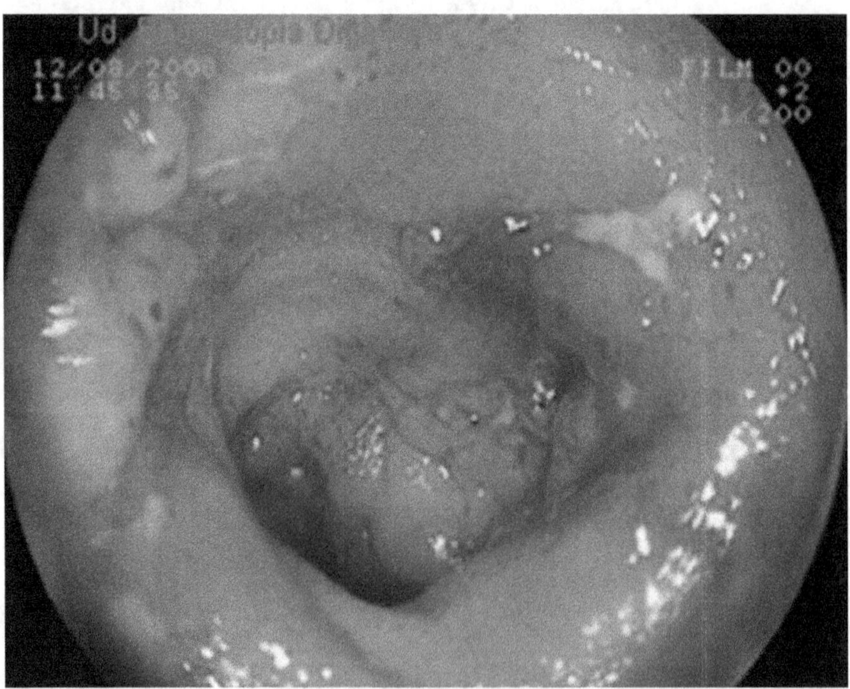

Figura 2. Ulceraciones ileales en la enfermedad de Crohn.

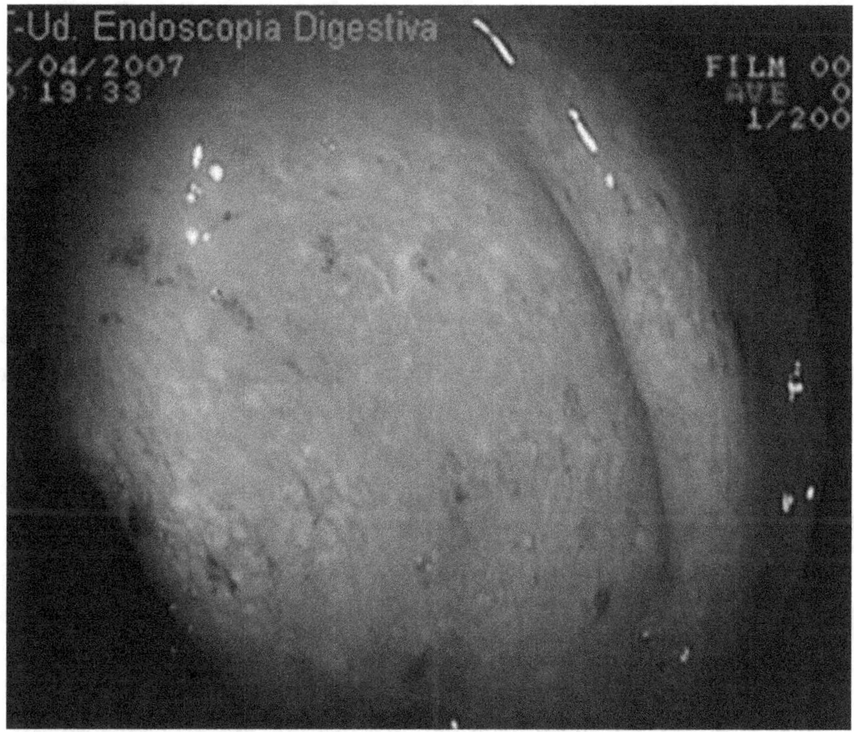

Figura 3. Mucosa colónica inflamatoria en la colitis ulcerosa.

pasado inadvertido. Algunos estudios indican que la afectación esofágica en la enfermedad de Crohn es un indicador de un fenotipo más agresivo.[15] Sin embargo, la presencia de lesiones inflamatorias en el tracto digestivo alto no es exclusiva de la enfermedad de Crohn, y puede observarse hasta en un 70 % de los niños con colitis ulcerosa.[16]

La capsuloendoscopia es una técnica cada vez más utilizada en los niños, cuya principal indicación en la edad pediátrica es la sospecha o el estudio de la EII.[17,18] Puede ser de gran utilidad en casos de EII no clasificada o cuando hay una fuerte sospecha de enfermedad de Crohn no confirmada mediante examen endoscópico convencional y estudio radiológico. El principal factor limitante en los niños es el tamaño de la cápsula, que puede dificultar su deglución o suponer un riesgo de retención. La imposibilidad de deglutir la cápsula se resuelve colocándola en el duodeno por vía endoscópica. Ante el riesgo de retención se recomienda realizar previamente un estudio radiológico de intestino delgado y la administración de una cápsula reabsorbible. En cuanto a la edad, la Food and Drug Administration de Estados Unidos aprueba el uso de cápsula a partir de los diez años de edad;

sin embargo, con las precauciones expuestas puede realizarse en niños menores de esta edad.

5 Histología

El estudio histológico es un pilar fundamental para el diagnóstico de EII. Para aumentar su rentabilidad diagnóstica es importante obtener múltiples biopsias de todos los tramos explorados, tengan o no lesión macroscópica. La justificación de obtener biopsias de áreas macroscópicamente normales es que el examen histológico es más sensible que la visión endoscópica para valorar la inflamación y la extensión de la enfermedad.

En términos generales, los cambios histológicos de la EII consisten en un infiltrado inflamatorio crónico con signos de actividad. Los hallazgos de cronicidad en el colon incluyen distorsión y ramificación de las criptas, infiltrado linfoplasmocitario y metaplasia de células de Paneth. Los signos de actividad se caracterizan por la presencia de neutrófilos en la lámina propia, el epitelio o las criptas, formando abscesos. En casos más graves o de mayor tiempo de evolución pueden observarse necrosis mucosa, ulceración o pseudopólipos inflamatorios. Hay hallazgos histológicos más característicos de enfermedad de Crohn o de colitis ulcerosa (véase la tabla 1), pero muchas veces las lesiones serán inespecíficas, sobre todo en las fases iniciales y en las formas leves, lo cual dificulta la diferenciación entre ambas enfermedades.[1,14]

En la enfermedad de Crohn, las lesiones inflamatorias suelen ser focales, alternando con áreas de aspecto normal, y la afectación es más profunda o transmural. El hallazgo característico es la presencia de granulomas no caseificados, aunque sólo se encuentran en un 10% a un 30% de las biopsias. En la colitis ulcerosa, los cambios inflamatorios son difusos y superficiales, y en general afectan a la mucosa. Los hallazgos más característicos, aunque no específicos de colitis ulcerosa, son la disminución y la distorsión de las criptas, el infiltrado inflamatorio crónico difuso en la lámina propia, la pérdida de mucosecreción y la depleción de células caliciformes.

Desde el punto de vista endoscópico e histológico, en los niños con colitis ulcerosa hay una serie de hallazgos atípicos cuya presencia no descarta el diagnóstico. Se trata de la ileítis por reflujo, la inflamación del área periapendicular en ausencia de pancolitis, la preservación rectal y la gastritis.[19] La ileítis por reflujo es más frecuente cuando hay pancolitis, y su prevalencia en los niños se desconoce. Se caracteriza por un infiltrado inflamatorio inespecífico en el íleon en ausencia de granulomas, úlceras, estenosis y empedrado. La inflamación focal del área apendicular puede observarse en los niños con colitis ulcerosa no extensa que respete el colon ascendente. La histología suele mostrar criptitis focal o cambios inflamatorios más intensos. Diversos estudios han demostrado que la inflamación rectal, macroscópica y microscópica, puede ser menos intensa en los niños con colitis ulcerosa de reciente diagnóstico. La gastritis endoscópica e histológica puede observarse tanto en la enfermedad de Crohn como en la colitis ulcerosa. Los estudios muestran una prevalencia similar en ambas enfermedades, si bien en la enfermedad de Crohn suele ser más intensa y la presencia de granulomas será el dato más concluyente.

6 Radiología

Se dispone de diferentes técnicas radiológicas para evaluar la EII, y su elección dependerá de la sospecha clínica, del segmento intestinal a estudiar y de si el cuadro clínico es agudo o crónico. En el paciente pediátrico, el grado de cooperación y el exceso de exposición a la radiación serán otros aspectos a tener cuenta a la hora de elegir la modalidad de imagen. Las técnicas que permiten obtener cortes transversales, como la ecografía, la tomografía computarizada (TC) y la resonancia magnética (RM), cada vez se utilizan más para la evaluación de la EII, en especial en la enfermedad de Crohn.[20]

Los Criterios de Oporto recomiendan realizar un estudio por la imagen del intestino delgado en todos los pacientes con sospecha de EII-P, salvo en aquellos en que se haya confirmado una colitis ulcerosa mediante endoscopia e histología. La prueba inicialmente recomendada (año 2005) era el tránsito baritado, pero cada vez se utiliza más la RM por ofrecer una mejor calidad de imagen y no precisar radiación.[21,22] De hecho, en la revisión de los citados criterios que se está realizando en la actualidad en el seno del grupo de trabajo de EII de la ESPGHAN, se recomienda la realización de RM de manera preferente respecto al tránsito.

La RM permite valorar la afectación de la pared intestinal (véase la figura 4) y la presencia de estenosis, lesiones extraluminales y complicaciones como fístulas y abscesos. Para valorar el intestino delgado se precisa la administración previa de agentes hiperosmóticos para producir distensión luminal, bien sea por vía oral (enterografía por RM) o a través de sonda naso-yeyunal (enteroclisis por RM). En los niños habitualmente se usa la vía oral. El principal inconveniente de esta técnica es que, al requerir la administración oral de contraste, estará contraindicada en los niños pequeños que precisen anestesia. La RM también permite valorar la afectación

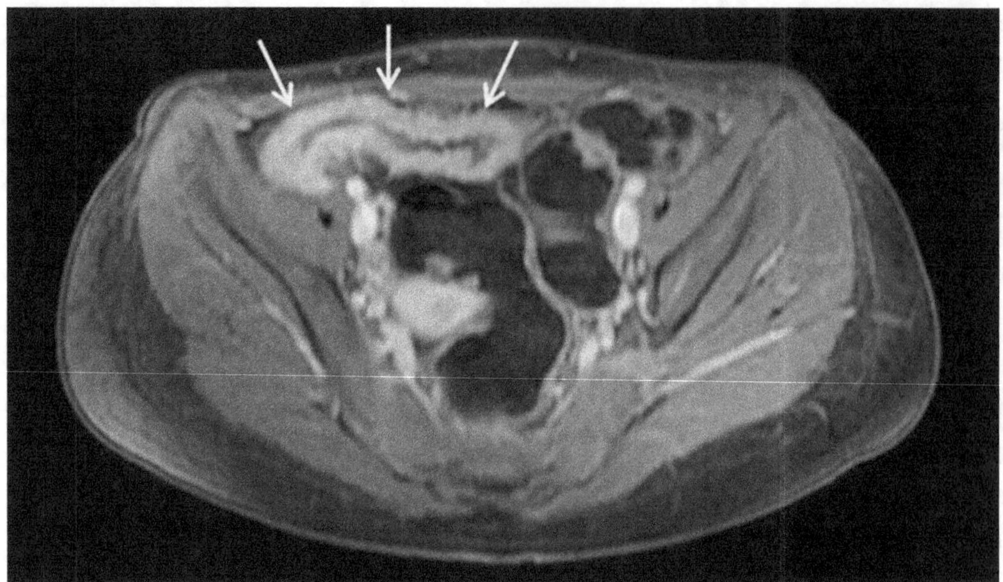

Figura 4. Enterografía por resonancia magnética en un paciente con enfermedad de Crohn. Corte axial en T1 que muestra el íleon terminal engrosado y con hipercaptación (flechas).

del colon mediante la administración rectal de agentes que produzcan distensión colónica. Finalmente, la RM constituye la técnica radiológica de elección para valorar la existencia de fístulas o abscesos en los niños con enfermedad de Crohn perianal.

En los centros que no dispongan de RM y en los niños pequeños que precisen anestesia, el tránsito baritado sigue siendo la alternativa para evaluar el intestino delgado. Nos permite valorar la localización de la enfermedad y la presencia de estenosis o fístulas, pero no es útil para detectar lesiones extraluminales.

La ecografía es una técnica de utilidad en la valoración inicial de un paciente con sospecha de EII y para detectar posibles complicaciones como estenosis, fístulas o abscesos. Es una buena alternativa a la TC para evaluar una masa abdominal. Tiene las ventajas de estar ampliamente disponible, no ser invasiva y no emitir radiación. Como inconvenientes, es menos precisa para valorar localizaciones proximales al íleon terminal y su eficacia es dependiente del explorador.

La TC con contraste ofrece las mismas ventajas que la RM en cuanto a valoración de las lesiones. Su principal inconveniente es la elevada dosis de radiación, motivo por el cual son preferibles la RM o la ecografía siempre que sea posible.

El enema opaco es una técnica cada vez menos utilizada, pues ha sido remplazada por la colonoscopia. Su principal indicación es en caso de estenosis colónica que impida un estudio endoscópico completo.

La gammagrafía también puede ser útil cuando no sea posible realizar una colonoscopia completa, para valorar la extensión de la enfermedad. Sus principales limitaciones son su alta tasa de falsos negativos en caso de actividad leve o tratamiento con corticoesteroides, y su incapacidad para demostrar con precisión la distribución de la enfermedad, en especial en la región ileal.

Finalmente, la radiografía simple puede ser de utilidad ante la sospecha de un brote grave de colitis (megacolon tóxico) o como valoración inicial de un cuadro oclusivo.

7   Diagnóstico diferencial

Muchas de las particularidades clínicas y analíticas de la EII-P pueden aparecer también en otras afecciones intestinales que se presentan con frecuencia en la población infantil. En ausencia de un considerable grado de sospecha, los síntomas digestivos inespecíficos o síntomas generales deben hacer sospechar enfermedades más prevalentes. Por otro lado, en los pacientes con diagnóstico de EII y evoluciones no concordantes con la natural de la enfermedad, debería plantearse el diagnóstico diferencial con otras afecciones más infrecuentes[23,24] (véase la tabla 2).

Infecciones intestinales:
  – *Clostridium difficile*
  – *Mycobacterium tuberculosis*
  – *Yersinia enterocolitica*
  – Citomegalovirus
  – *Entamoeba histolytica*
  – *Escherichia coli* enterohemorrágica
  – Otras
 	
Vasculitis:
  – Púrpura de Schönlein-Henoch
  – Síndrome de Behçet
  – Panarteritis nudosa
  – Granulomatosis de Wegener
  – Enfermedad de Churg-Strauss
  – Otras
	Alergia alimentaria
	Enfermedad celíaca
	Trastornos eosinófilos primarios
	Trastornos funcionales digestivos
	Inmunodeficiencias primarias:
	  – Déficit selectivo de IgA
	  – Agammaglobulinemia ligada al cromosoma X
	  – Inmunodeficiencia variable común
	  – Inmunodeficiencia combinada grave
	  – Enfermedad granulomatosa crónica
	  – Glucogenosis Ib
	  – Otras
	
	Otras:
	  – Enfermedades granulomatosas
	  – Otras causas de rectorragia

Tabla 2. Afecciones más frecuentes para realizar el diagnóstico diferencial de la enfermedad inflamatoria intestinal pediátrica.

7.1 Infecciones intestinales

La infección intestinal de presentación subaguda, crónica o recurrente, es una de las principales enfermedades a incluir en el diagnóstico diferencial. En función del agente implicado, pueden variar tanto la sintomatología clínica como el tramo intestinal afectado, y dar lugar a cuadros más sugestivos de enfermedad de Crohn o de colitis ulcerosa.

La infección por *Yersinia enterocolitica* puede presentarse en forma de ileítis o ileocolitis, y asociarse a manifestaciones extraintestinales presentes también en la EII-P (eritema nudoso, artritis, aftas). El diagnóstico debe hacerse por determinación serológica, aunque presenta una tasa considerable de falsos positivos y negativos.[25]

La infección por *Clostridium difficile* puede causar desde un síndrome diarreico autolimitado hasta una colitis pseudomembranosa grave. En ocasiones, la persistencia de los síntomas hace pensar en la posibilidad de una EII. Este cuadro debe descartarse en los pacientes bajo tratamiento antibiótico, aunque también puede aparecer en ausencia de dicho tratamiento. La realización de una rectosigmoidoscopia revelará, con frecuencia, la presencia de pseudomembranas blanco-amarillentas características. La infección activa se confirma con la detección de sus toxinas en las heces. En ocasiones, la infección por *C. difficile* puede aparecer en pacientes de EII. Puesto que las manifestaciones clínicas pueden ser muy similares, se recomienda la detección de toxina ante un brote de EII.[26]

La infección por *Giardia lamblia* puede presentarse en forma de diarrea crónica, dolor abdominal y pérdida de peso, por lo que también es preciso realizar un diagnóstico diferencial con la EII. Tiene una distribución amplia, y aunque la prevalencia es mayor en los países en desarrollo no es infrecuente su diagnóstico en áreas desarrolladas. Sus trofozoitos y quistes pueden aislarse en heces, en aspirado y en biopsias duodenales.

La infección por *Entamoeba histolytica* se presenta fundamentalmente en países en vías de desarrollo. La colitis crónica por amebas puede manifestarse con hallazgos clínicos, radiológicos y endoscópicos indistinguibles de los que se observan en la EII. En estos casos es importante realizar un adecuado diagnóstico diferencial, ya que la infección amebiana crónica puede evolucionar de forma fulminante si se inicia tratamiento inmunosupresor. Su diagnóstico se basa en la demostración de trofozoitos o quistes en las heces, y en la presencia de títulos altos de anticuerpos séricos.[27]

La tuberculosis intestinal afecta preferentemente a la región ileocecal y, con menos frecuencia, sólo al colon. La presentación clínica, las pruebas de imagen y los hallazgos endoscópicos pueden ser superponibles a los de la enfermedad de Crohn. La prueba de la tuberculina es positiva en torno a un 75 % de los casos. La detección de *Mycobacterium tuberculosis* en biopsia mediante reacción en cadena de la polimerasa es el método diagnóstico más fiable, aunque también puede ser negativa. En caso de duda diagnóstica, el tratamiento empírico con fármacos antituberculosos podría estar justificado. Si no se observara mejoría, debería considerarse el diagnóstico de EII.[28]

La infección intestinal primaria por citomegalovirus (CMV) suele darse en niños inmunodeprimidos, aunque también puede verse en inmunocompetentes. Los hallazgos endoscópicos son muy similares a los de una colitis ulcerosa, y el análisis histológico y las técnicas de inmunohistoquímica confirmarán la infección. El CMV también puede estar presente en la mucosa cólica en el momento del diagnóstico de una colitis ulcerosa o durante las recaídas. En el caso de una colitis ulcerosa resistente al tratamiento en la cual se detecta CMV, estaría indicado el tratamiento antiviral.[29]

La infección por *Escherichia coli* enteropatogénica o enteroagregativa puede ser causa de diarrea crónica en el niño. El cuadro clínico más representativo es el síndrome hemolítico-urémico, que se caracteriza por la aparición de anemia hemolítica microangiopática, trombocitopenia e insuficiencia renal, precedido de un período de diarrea (hemorrágica en el 70-80 % de los casos), dolor abdominal y vómitos, en su presentación típica. En ocasiones, la colitis puede persistir varias semanas y el aspecto macroscópico puede ser indistinguible del de una colitis ulcerosa.[30]

7.2 Enfermedad celíaca

La enfermedad celíaca de presentación clásica no suele plantear muchas dudas diagnósticas. Sin embargo, la presentación subaguda o crónica puede ofrecer un cuadro semejante al de una EII. La detección de los marcadores serológicos de alta sensibilidad y los hallazgos histológicos confirmarán el diagnóstico. También hay que tener presente que se ha descrito la coexistencia de enfermedad celíaca y EII.[31]

7.3 Alergia alimentaria

Suele presentarse en forma de cuadros habitualmente no mediados por la inmunoglobulina (Ig) E, por lo que su presentación clínica puede ser muy variable en cuanto a extensión y gravedad. La enteropatía, la enterocolitis por exposición crónica y la proctocolitis son los cuadros más relevantes. El estudio histológico se caracteriza por la infiltración de eosinófilos, y el diagnóstico de sospecha suele confirmarse al comprobar la completa desaparición de los síntomas tras suprimir las proteínas implicadas de la dieta y su reaparición ante una nueva exposición. La evolución benigna de estos procesos contrasta con la generalmente tórpida de la EII.

7.4 Trastornos eosinófilos primarios

Bajo este término se engloba un grupo de afecciones caracterizadas por una inflamación rica en eosinófilos que afecta al tracto gastrointestinal, en ausencia de otras causas de eosinofilia. Se sugiere un mecanismo alérgico hasta en el 50 % de los pacientes. Se han descrito casos de afectación del estómago, del intestino delgado y del colon, por lo que es preciso incluir este cuadro dentro del diagnóstico diferencial de la EII. La forma de presentación clínica dependerá de la localización del tramo afectado y de la profundidad de la lesión en la pared intestinal (se observa una correlación directa entre la profundidad de la infiltración y la sintomatología clínica). No hay criterios establecidos para el diagnóstico, pero el aumento de eosinófilos en la mucosa intestinal (10-50 por campo de gran aumento) o su presencia en la submucosa, la muscular o la serosa (independientemente del número), la infiltración de eosinófilos en las criptas intestinales o las glándulas gástricas, y el depósito extracelular de constituyentes eosinófilos, parecen ser los más relevantes. La instauración de una dieta de exclusión en aquellos pacientes en que se demuestra una alergia alimentaria puede solucionar el cuadro clínico. Sin embargo, hay un grupo de pacientes que no presentan antecedentes de alergia ni respuesta dietética en quienes el tratamiento con ciclos de esteroides ha demostrado su eficacia para controlar los síntomas. Asimismo, existen casos tanto resistentes como dependientes de los corticoesteroides que requieren el empleo de inmunosupresores.[32]

7.5 Trastornos funcionales

Se trata de trastornos que se presentan clínicamente como una combinación de síntomas gastrointestinales crónicos y recurrentes que no pueden ser explicados por anomalías anatómicas o bioquímicas. Incluyen un espectro de afecciones variadas en las cuales los factores anatómicos, madurativos y afectivos cobran especial relevancia. En el diagnóstico diferencial, los trastornos funcionales con diarrea o dolor abdominal como síntomas cardinales son los más comúnmente considerados (dolor abdominal funcional, síndrome del intestino irritable). En general, la ausencia de síntomas de alarma, de complicaciones y de alteraciones en las pruebas complementarias sugiere este diagnóstico.

7.6 *Inmunodeficiencias primarias*

Los defectos en la inmunidad innata y adquirida originan respuestas anómalas, y como consecuencia, los pacientes que los sufren pueden desarrollar complicaciones. Al ser el intestino el mayor órgano linfoide del organismo, los síntomas digestivos son frecuentes y en ocasiones son indistinguibles de los ocasionados por una EII.

El déficit selectivo de IgA es la inmunodeficiencia primaria más común y se caracteriza por títulos bajos de IgA y adecuados de IgG y de IgM. La prevalencia de alteraciones gastrointestinales no es alta y se limita a una mayor predisposición para desarrollar celiaquía, infección crónica por *G. lamblia* o hiperplasia nodular linfoide. Esta última puede presentarse en forma de rectorragia y, si los nódulos son de gran tamaño, pueden causar obstrucción o precipitar cuadros de invaginación.[33]

La inmunodeficiencia variable común se produce como resultado de un fallo de la diferenciación de las células B a células plasmáticas, con la consecuente hipogammaglobulinemia. Muestra una asociación importante con trastornos digestivos. Son frecuentes los procesos infecciosos secundarios a *G. lamblia,* CMV o *Cryptosporidium.* La anemia perniciosa con gastritis atrófica y la atrofia vellositaria son también trastornos asociados. Asimismo, parece que los pacientes con inmunodeficiencia variable común tienen una predisposición a desarrollar cuadros muy semejantes a la EII hasta en un 5 % de los casos. La histología y la anamnesis sugerente permitirán realizar el diagnóstico diferencial. El tratamiento se basaría en el empleo de esteroides, ácido 5-aminosalicílico, antibióticos e inmunosupresores tiopurínicos. Los fármacos biológicos deberían restringirse a situaciones de fracaso terapéutico, por el posible riesgo de infecciones fúngicas.[33]

La agammaglobulinemia ligada al cromosoma X conduce a un fallo en la producción de linfocitos B maduros y, secundariamente, a una incapacidad para producir inmunoglobulinas. Es infrecuente que asocie síntomas gastrointestinales, pero se han descrito casos de diarrea crónica y cuadros semejantes a enfermedad de Crohn del intestino delgado.[33]

La enfermedad granulomatosa crónica aparece como consecuencia de la incapacidad de los fagocitos de eliminar correctamente los microrganismos ingeridos. Hasta el 50 % de los pacientes tendrán complicaciones gastrointestinales muy similares a una EII (estenosis, engrosamiento de pared, fístulas, pseudopólipos) y con presencia de granulomas, lo que dificultará el diagnóstico diferencial. El diagnóstico se basa en la demostración de una actividad alterada en los neutrófilos mediante la técnica de nitroazul de tetrazolio. En el tratamiento se usan los fármacos que habitualmente se utilizan para la EII, usando con cautela los inmunosupresores.[34]

Otras inmunodeficiencias primarias que pueden presentarse con manifestaciones similares a las de una EII son la glucogenosis Ib, el síndrome de Hermandsky-Pudlak, el síndrome de Chediak-Higashi, el síndrome de Wiskott-Aldrich, el déficit de adhesión de los leucocitos tipo 1 o el defecto en el receptor de la interleucina 10. La anamnesis sugerente y la demostración de la alteración inmunitaria permitirán el diagnóstico diferencial. [34]

7.7 *Vasculitis*

Son enfermedades inflamatorias multisistémicas que pueden afectar a vasos de diferente calibre, de causa mayormente desconocida y mediadas por mecanismos inflamatorios diversos. Muchas pueden afectar al tracto gastrointestinal y presentar signos y síntomas muy similares a los que aparecen en la EII. Las que con mayor frecuencia se manifiestan de esta forma son la púrpura de Schönlein-Henoch, el síndrome de Behçet y la poliarteritis nudosa.

La púrpura de Schönlein-Henoch se caracteriza por la aparición de lesiones cutáneas purpúricas y dolor abdominal cólico, acompañado o no de vómitos, diarrea, hemorragia digestiva, artralgias/artritis y hematuria. Los síntomas digestivos suelen aparecen con posterioridad a los cutáneos y se han descrito complicaciones (invaginación, perforación). Los hallazgos endoscópicos muestran lesiones purpúricas en los tramos intestinales altos y lesiones eritematosas-ulceriformes en el colon.

En el síndrome de Behçet se observan lesiones ulcerosas orales recurrentes que se asocian a úlceras genitales, lesiones oculares (uveítis), artralgias/artritis, lesiones cutáneas o afectación gastrointestinal. Las manifestaciones intestinales más frecuentes son el dolor abdominal cólico y la diarrea. La ulceración genital puede aparecer acompañada de lesiones perianales. El haplotipo HLA-B51 está presente en más de la mitad de los pacientes, y la afectación endoscópica más característica es la presencia de lesiones ulcerosas en el íleon y el ciego.

La poliarteritis nudosa puede afectar a múltiples órganos. Se estima que la participación intestinal en esta vasculitis alcanza en torno a un 25 % de los casos. Los síntomas generales propios de la poliarteritis nudosa (fiebre, astenia, pérdida de peso, elevación de los reactantes de fase aguda), junto con diversos síntomas gastrointestinales inespecíficos (vómitos, diarrea, dolor abdominal, hemorragia digestiva) y acompañados de alteraciones endoscópicas (inflamación rectal, ileítis terminal, lesiones ulcerosas en el colon), condicionan la necesidad de realizar el diagnóstico diferencial con la EII.

Otras vasculitis menos frecuentes en pediatría (granulomatosis de Wegener, Churg-Strauss, lupus eritematoso sistémico) también pueden presentar una afectación intestinal muy similar a la descrita en la enfermedad de Crohn. La aparición concomitante o posterior de afectación de otros órganos puede contribuir al diagnóstico diferencial en la mayor parte de los casos. En general, la histología mostrará inflamación de pequeños vasos con infiltración de células mononucleares, polimorfonucleares o inmunocomplejos, y el tratamiento se basará en el empleo de esteroides, inmunosupresores y fármacos biológicos.[35]

7.8   Otros

Otras afecciones que podrían añadirse en el diagnóstico diferencial de la EII-P incluyen otras causas de rectorragia (pólipos, estreñimiento pertinaz, fisura anal, úlcera rectal solitaria, divertículo de Meckel), patología quirúrgica (duplicación intestinal, malrotación) y enfermedades granulomatosas (granulomatosis orofacial, sarcoidosis).[23,24]

En la tabla 3 se resumen algunas de las exploraciones útiles para establecer el diagnóstico diferencial de la EII con otras enfermedades.

8   Diagnóstico y clasificación de la enfermedad inflamatoria intestinal pediátrica

Como ya se ha comentado, el diagnóstico final de enfermedad de Crohn o de colitis ulcerosa vendrá determinado por la suma de datos clínicos y pruebas complementarias de laboratorio, imagen, endoscopia e histología. La diferenciación

Sangre	– Serie hematológica completa – Cuantificación de neutrófilos y morfología – Cuantificación de linfocitos, subpoblaciones linfocitarias, inmunoglobulinas – Estudio del complemento – pANCA, ASCA-ANA, anti-DNA, anticuerpos antitransglutaminasa tisular – IgE específica para antígenos alimentarios – Anticuerpos antibacterianos *(Shigella, Salmonella, Campylobacter, Yersinia, Entamoeba)* – HLA-B51
Heces	– Leucocitos fecales – Cultivos, toxina de *Clostridium difficile*, determinación de parásitos
Pruebas cutáneas	– Tuberculosis (PPD), alérgenos alimentarios, prueba de patergia
Pruebas de imagen	– Ecografía, tránsito intestinal baritado – TC, RM
Endoscopia	– Esofagogastroduodenoscopia con toma de biopsias – Ileocolonoscopia con toma de biopsias – Cultivo microbiológico

*Tabla 3. Exploraciones útiles para establecer el diagnóstico diferencial
de la enfermedad inflamatoria intestinal con otras afecciones.*

entre enfermedad de Crohn y colitis ulcerosa tiene importantes implicaciones en cuanto al tratamiento y el pronóstico, pero no siempre es posible. Aquellos casos con colitis que, tras aplicar los criterios diagnósticos, no cumplan criterios estrictos de enfermedad de Crohn o de colitis ulcerosa, serán diagnosticados de EII no clasificada, antes denominada colitis indeterminada (término actualmente reservado al diagnóstico histológico tras la colectomía y la valoración de la pieza de resección). La EII no clasificada en el niño tiene una prevalencia mayor que en el adulto, de hasta un 30 % de los diagnósticos, y su evolución suele ser más agresiva. En fecha reciente se ha publicado una propuesta de algoritmo diagnóstico para aquellos casos en que es difícil distinguir entre enfermedad de Crohn y colitis ulcerosa, con el objetivo de ser más preciso a la hora de definir el subtipo de EII y decidir si un paciente cumple criterios de EII no clasificada.[19] Debe tenerse en cuenta que el diagnóstico de EII no clasificada no siempre es definitivo, y que en más del 50 % de los casos puede reclasificarse a lo largo de su evolución como enfermedad de Crohn (25 %) o como colitis ulcerosa (30 %).

Enfermedad de Crohn	París	Montreal
Edad al diagnóstico	A1a: 0 ≤ 10 años A1b: 10 ≤ 17 años A2: 17-40 años A3: > 40 años	A1: 0-17 años A2: 17-40 años A3: > 40 años
Localización	L1: tercio distal íleon ± ciego L2: colon L3: ileocólica L4a: afectación alta proximal a Treitz L4b: afectación alta distal a Treitz y proximal al tercio distal del íleon	L1: íleon terminal ± ciego L2: colon L3: ileocólica L4: afectación alta aislada
Patrón	B1: no estenosante, no penetrante B2: estenosante B3: penetrante B2B3: coexistencia de ambos patrones simultáneamente o en diferentes momentos evolutivos P: afectación perianal	B1: no estenosante, no penetrante B2: estenosante B3: penetrante P: afectación perianal
Crecimiento	G0: no afectación G1: retraso del crecimiento	–
Colitis ulcerosa	**París**	**Montreal**
Extensión	E1: proctitis ulcerosa E2: colitis izquierda (distal al ángulo esplénico) E3: colitis extensa (distal al ángulo hepático) E4: pancolitis (proximal al ángulo hepático)	E1: proctitis ulcerosa E2: colitis izquierda (distal al ángulo esplénico) E3: colitis extensa (proximal al ángulo esplénico)
Gravedad	S0: no brotes graves S1: actividad grave (Pediatric Ulcerative Colitis Activity Index ≥ 65) en alguna fase de la evolución	S0: remisión clínica S1: actividad leve S2: actividad moderada S3: actividad grave

Tabla 4. Clasificaciones de París y de Montreal para la enfermedad inflamatoria intestinal.

Una vez establecido el diagnóstico definitivo, es recomendable realizar una clasificación fenotípica de cara a definir mejor la localización, la gravedad y la extensión. La clasificación comúnmente aceptada en los adultos es la de Montreal, que incluye diferentes criterios según sea colitis ulcerosa (extensión y gravedad) o enfermedad de Crohn (edad, localización y patrón evolutivo). Dicha clasificación tiene ciertas carencias, pues no recoge aspectos como la afectación del crecimiento o el comportamiento más dinámico que tiene la EII-P en cuanto a localización y patrón evolutivo. En este sentido, y con el objetivo de estandarizar definiciones, en el año 2011 se propuso la Clasificación de París[2] (véase la tabla 4), que complementa y modifica en algunos aspectos a la de Montreal.

Bibliografía

1. IBD Working Group of the European Society for Paediatric Gastroenterology, Hepatology and Nutrition (ESPGHAN). Inflammatory bowel disease in children and adolescents: recommendations for diagnosis – The Porto criteria. J Pediatr Gastroenterol Nutr. 2005; 41: 1-7.

2. Levine A, Griffiths A, Markowitz J, Wilson DC, Turner D, Russell RK, *et al.* Pediatric modification of the Montreal classification for inflammatory bowel disease: the Paris classification. Inflamm Bowel Dis. 2011; 17: 1314-21.

3. De Boer M. Health related quality of life and psychosocial functioning of adolescents with inflammatory bowel disease. Inflamm Bowel Dis. 2005; 11: 400-6.

4. Kanof ME, Lake AM, Bayless TM. Decreased height velocity in children and adolescents before the diagnosis of Crohn's disease. Gastroenterology. 1988; 95: 1523-7.

5. Hildebrand H, Karlberg J, Kristiansson B. Longitudinal growth in children and adolescents with inflammatory bowel disease. J Pediatr Gastroenterol Nutr. 1994; 18:165-73.

6. Heuschkel R, Salvestrini C, Beattie M, Hildebrand H, Walters T, Griffiths A. Guidelines for the management of growth failure in childhood inflammatory bowel disease. Inflamm Bowel Dis. 2008; 14: 839-49.

7. Sawczenko A, Ballinger AB, Savage MO, Sanderson IR. Clinical features affecting final adult height in patients with pediatric-onset Crohn's disease. Pediatrics. 2006; 118: 124-9.

8. Vavricka SR, Spigaglia SM, Rogler G, Pittet V, Micheti P, Felley C, *et al.* Systematic evaluation of risk factors for diagnosis delay in inflammatory bowel disease. Inflamm Bowel Dis. 2012; 18: 496-505.

9. Timmer A, Behrens R, Buderus S, Findeisen A, Hauer A, Keller KM, *et al.* Childhood onset inflammatory bowel disease: predictors of delayed diagnosis from the CEDATA German-language pediatric inflammatory bowel disease registry. J Pediatr. 2011; 158: 467-73.

10. Vernier-Massouille G, Balde M, Salleron J, Turck D, Dupas JL, Mouterde O, *et al.* Natural history of pediatric Crohn's disease: a population-based cohort study. Gastroenterology. 2008; 135: 1038-41.

11. Diamanti A, Panetta F, Basso MS, Forgione A, Colistro F, Bracci F, *et al.* Diagnostic work-up of inflammatory bowel disease in children: the role of calprotectin assay. Inflamm Bowel Dis. 2010; 16: 1926-30.

12. Pfefferkorn MD, Boone JH, Nguyen JT, Juliar BE, Davis MA, Parker KK. Utility of fecal lactoferrin in identifying Crohn disease activity in children. J Pediatr Gastroenterol Nutr. 2010; 51: 425-8.

13. Reese GE, Constantinides VA, Simillis C, Darzi AW, Orchard TR, Fazio VW, *et al.* Diagnostic precision of anti-Saccharomyces cerevisiae antibodies and perinuclear anti-neutrophil cytoplasmic antibodies in inflammatory bowel disease. Am J Gastroenterol. 2006; 101: 2410-22.

14. Jevon GP, Ravikumara M. Endoscopic and histologic findings in pediatric inflammatory bowel disease. Gastroenterol Hepatol. 2010; 6: 174-80.

15. Ammoury RF, Pfefferkorn MD. Significance of esophageal Crohn disease in children. J Pediatr Gastroenterol Nutr. 2011; 52: 291-4.

16. Abdullah BA, Gupta SK, Croffie JM, Pfefferkorn MD, Molleston JP, Corkins MR, *et al.* The role of esophagogastroduodenoscopy in the initial evaluation of childhood inflammatory bowel disease: a 7-year study. J Pediatr Gastroenterol Nutr. 2002; 35: 636-40.

17. Thomson M, Fritscher-Ravens A, Mylonaki M, Swain P, Eltumi M, Heuschkel R, *et al.* Wireless capsule endoscopy in children: a study to assess diagnostic yield in small bowel disease in paediatric patients. J Pediatr Gastroenterol Nutr. 2007; 44: 192-7.

18. Cohen SA, Ephrath H, Lewis JD, Klevens A, Bergwerk A, Liu S, *et al.* Pediatric capsule endoscopy: review of the small bowel and patency capsules. J Pediatr Gastroenterol Nutr. 2012; 54: 409-13.

19. Bousvaros A, Antonioli DA, Colletti RB, Dubinsky MC, Glickman JN, Gold BD, *et al.* Differentiating ulcerative colitis from Crohn disease in children and young adults: report of a working group of the North American Society for Pediatric Gastroenterology, Hepatology, and Nutrition and the Crohn's and Colitis Foundation of America. J Pediatr Gastroenterol Nutr. 2007; 44: 653-74.

20. Panés J, Bouzas R, Chaparro M, García-Sánchez V, Gisbert JP, Martínez de Guereñu B, *et al.* Systematic review: the use of ultrasonography, computed tomography and magnetic resonance imaging for the diagnosis, assessment of activity and abdominal complications of Crohn's disease. Aliment Pharmacol Ther. 2011; 34: 125-45.

21. Chalian M, Ozturk A, Oliva-Hemker M, Pryde S, Huisman TA. MR enterography findings of inflammatory bowel disease in pediatric patients. Am J Roentgenol. 2011; 196: W810-6.

22. Paolantonio P, Ferrari R, Vecchietti F, Cucchiara S, Laghi A. Current status of MR imaging in the evaluation of IBD in a pediatric population of patients. Eur J Radiol. 2009; 69: 418-24.

23. Lamireau T. Differential diagnosis of pediatric inflammatory bowel disease. En: Mamula P, Markowitz J, Baldassano R, editores. Pediatric inflammatory bowel disease. New York: Springer; 2008. pp. 165-78.

24. Martín de Carpi J. Diagnóstico diferencial de la enfermedad inflamatoria intestinal en edad pediátrica. En: Marín I, Menchén L, Gomollón F, editores. Diagnóstico diferencial de la enfermedad inflamatoria intestinal. Barcelona: Elsevier: 2012. pp. 135-51.

25. Sojo A, Álvarez J, Morteruel E, García S, Ruiz I, Arginzoniz JM, *et al.* Terminal ileitis due to Yersinia enterocolitica in infants. An Pediatr (Barc). 2005; 63: 555-7.

26. Autenrieth DM, Baumgart DC. Toxic megacolon. Inflamm Bowel Dis. 2011; doi: 10.1002/ibd.21847.

27. Pai SA. Amebic colitis can mimic tuberculosis and inflammatory bowel disease on endoscopy and biopsy. Int J Surg Pathol. 2009; 17: 116-21.

28. Tripathi PB, Amarapurkar AD. Morphological spectrum of gastrointestinal tuberculosis. Trop Gastroenterol. 2009; 30: 35-9.

29. Kuwabara A, Okamoto H, Suda T, Ajioka Y, Hatakeyama K. Clinicopathologic characteristics of clinically relevant cytomegalovirus infection in inflammatory bowel disease. J Gastroenterol. 2007; 42: 823-9.

30. Navaneethan U, Giannella RA. Infectious colitis. Curr Opin Gastroenterol. 2011; 27: 66-71.

31. Casella G, D'Incà R, Oliva L, Daperno M, Saladino V, Zoli G, *et al.*; Italian Group – IBD. Prevalence of celiac disease in inflammatory bowel diseases: an IG-IBD multicentre study. Dig Liver Dis. 2010; 42: 175-8.

32. Lucendo AJ. Eosinophilic diseases of the gastrointestinal tract. Scand J Gastroenterol. 2010; 45: 1013-21.
33. Díez R, García MJ, Vivas S, Arias L, Rascarachi G, Pozo E, *et al.* Gastrointestinal manifestations in patients with primary immunodeficiencies causing antibody deficiency. Gastroenterol Hepatol. 2010; 33: 347-51.
34. Guerrerio AL, Frischmeyer-Guerrerio PA, Lederman HM, Oliva-Hemker M. Recognizing gastrointestinal and hepatic manifestations of primary immunodeficiency diseases. J Pediatr Gastroenterol Nutr. 2010; 51: 548-55.
35. Weiss PF. Pediatric vasculitis. Pediatr Clin North Am. 2012; 59: 407-23.

Capítulo 4

Crecimiento, maduración sexual y estado nutricional en los pacientes con enfermedad inflamatoria intestinal pediátrica

G. Prieto,[1] M.J. Martínez[2]

[1] Sección de Gastroenterología y Nutrición
Hospital Infantil Universitario La Paz
Madrid

[2] Sección de Gastroenterología y Nutrición
Hospital Universitario Niño Jesús
Madrid

Correspondencia:
Dr. Gerardo Prieto Bozano
gprieto.hulp@salud.madrid.org

Sinopsis

El fracaso de crecimiento es una complicación frecuente de la enfermedad inflamatoria intestinal pediátrica, y de causa multifactorial: malnutrición, ingesta disminuida, malabsorción, aumento de pérdidas, incremento de necesidades, tratamiento esteroideo e inflamación. Paralelamente, el retraso en la maduración esquelética y en el comienzo de la pubertad y la osteoporosis también son manifestaciones habituales de la enfermedad.

Introducción

La enfermedad de Crohn y la colitis ulcerosa, conocidas conjuntamente como enfermedad inflamatoria intestinal (EII), son trastornos inflamatorios crónicos recurrentes que en un 15 % a un 25 % de los casos se inician antes de los dieciocho años de edad,[1] periodo crítico de la vida en el cual se producen enormes cambios físicos con una rápida velocidad de crecimiento. El fracaso de crecimiento, las alteraciones del metabolismo óseo, el retraso puberal, la malnutrición y las deficiencias en micronutrientes y vitaminas se asocian con frecuencia a la EII pediátrica (EII-P).

1   Fracaso de crecimiento

El crecimiento lineal normal se produce por activación del eje hormona de crecimiento (GH)–factor de crecimiento similar a la insulina de tipo 1 (IGF-1). La GH secretada por la hipófisis estimula la liberación de IGF-1, que favorece la proliferación y la hipertrofia de los condrocitos en la placa de crecimiento epifisaria y, como resultado, produce el crecimiento de los huesos largos. Un 46 % de los niños con enfermedad de Crohn tienen una velocidad de crecimiento reducida antes del comienzo de los síntomas, y solo un 12 % tienen una velocidad de crecimiento normal en el momento del diagnóstico.[2] Por el contrario, únicamente un 3 % a un 10 % de los niños con colitis ulcerosa presentan una velocidad de crecimiento reducida cuando son diagnosticados.[3] El fracaso de crecimiento se produce en el 15 % al 40 % de los niños con EII y puede preceder a la evidencia clínica de la enfermedad intestinal en varios años.[4] Es menos común en la colitis ulcerosa que en la enfermedad de Crohn, tanto en el momento del diagnóstico como durante el seguimiento,[5] se produce temporalmente en el 40 % al 50 % de los niños con enfermedad de Crohn,[6] puede persistir en la edad adulta en el 15 % al 30 % de los pacientes[7] y un 20 % no alcanzan su potencial talla adulta[8] (véase la tabla 1).

La causa del fracaso de crecimiento es multifactorial. La afectación del crecimiento lineal puede estar relacionada con la escasa ingesta energética, la malab-

Autor	Momento	N.º pacientes	Afectación (%)
Kanof *et al.*[2]	Diagnóstico	50	88
Kirschner y Sutton[9]	Diagnóstico	70	36
Griffiths *et al.*[10]	Seguimiento	100	49
Hildebrand *et al.*[3]	Diagnóstico	46	65
Markowitz *et al.*[7]	Madurez	38	37
Motil *et al.*[11]	Seguimiento	69	24
Spray *et al.*[12]	Diagnóstico	64	19

Tabla 1. Prevalencia de la afectación del crecimiento en los niños con enfermedad de Crohn.

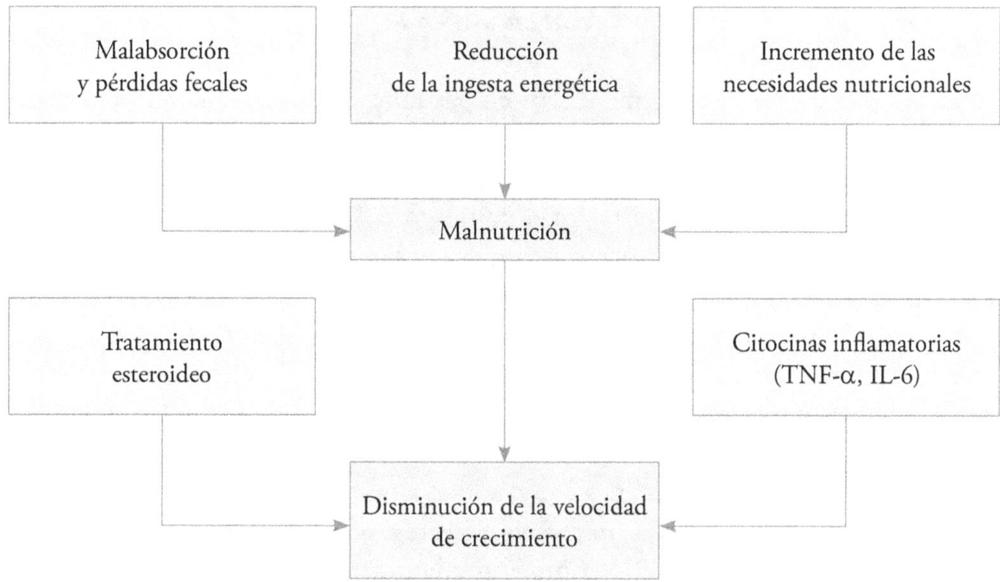

*Figura 1. Causas del fracaso de crecimiento en la enfermedad
inflamatoria intestinal pediátrica.*

sorción y las pérdidas fecales, el incremento de las necesidades nutricionales, el tratamiento esteroideo, la gravedad y la localización de la enfermedad, y el efecto inhibitorio del proceso inflamatorio sobre el crecimiento (véase la figura 1).

1.1 Malnutrición

Es uno de los factores fundamentales del fracaso de crecimiento en la EII-P.[5] Varios mecanismos pueden precipitar la malnutrición en la EII: ingesta calórica inadecuada e insuficiente, maldigestión o malabsorción de nutrientes, incremento de pérdidas intestinales con enteropatía pierde-proteínas y aumento de los requerimientos energéticos por incremento del gasto energético en reposo durante la enfermedad activa. Se ha observado que los niños con enfermedad de Crohn tienen una disminución de la masa magra corporal que se asocia a una disminución de IGF-1 circulante. La malnutrición proteico-calórica disminuye las concentraciones séricas de IGF-1 libre y de insulina, y se asocia a resistencia periférica a la GH. Es decir, el niño malnutrido sufre la combinación de bajas concentraciones de IGF-1 circulante y resistencia a los efectos biológicos de la GH, que conjuntamente afectan al crecimiento lineal.

1.2   *Gravedad y localización de la enfermedad*

El fracaso de crecimiento puede ocurrir en pacientes sin malnutrición ni pérdida de peso, lo que sugiere la existencia de otros factores que expliquen el fenómeno.[6] En cuanto a la clínica, la gravedad y la localización de la enfermedad se han implicado como posibles factores de riesgo del fracaso de crecimiento.[10,11] El crecimiento lineal es un proceso gradual y es lógico presumir que se requiere una exposición prolongada a los factores causales para desarrollar un fracaso de crecimiento importante. El uso de indicadores simples (Pediatric Crohn Disease Activity Index, proteína C reactiva) puede inducir a error y reflejar solo los efectos del factor de riesgo a corto plazo. Otros marcadores de gravedad, como la hospitalización, la cirugía y la medicación utilizada, permiten evaluar periodos más prolongados, pero también pueden sobrevalorar la gravedad de la enfermedad y reflejar los efectos de la medicación sobre el crecimiento. La gravedad de la enfermedad se ha encontrado como el predictor más fuerte de retraso de talla y disminución de la velocidad de crecimiento.[10] La necesidad de tratamiento inmunosupresor de mantenimiento es otro marcador importante.

La localización y la extensión de la enfermedad también pueden afectar al crecimiento. La afectación de yeyuno e íleon se ha asociado con alto riesgo de fracaso de crecimiento.[6] La afectación yeyunal es un factor de riesgo independiente para una talla adulta final baja en los pacientes con enfermedad de comienzo en la infancia.[8]

1.3   *Inflamación*

La producción de citocinas inducida por la inflamación crónica causa una variedad de respuestas que pueden afectar el crecimiento. La interleucina (IL) 6 tiene un papel central en múltiples reacciones inmunitarias, se encuentra incrementada en la lámina propia y el suero de los niños con EII, y sus cifras se relacionan con la inflamación mucosa y con la recaída clínica. La IL-6 no tiene un efecto directo sobre la placa de crecimiento, pero puede retrasar el crecimiento al disminuir las concentraciones de IGF-1.[13] Se han descrito polimorfismos del gen de la IL-6 relacionados con fracaso de crecimiento. El genotipo IL6-174GG se asocia a menor talla.

El factor de necrosis tumoral alfa (TNF-α) está elevado en la enfermedad de Crohn y es el factor fundamental en el fracaso de crecimiento mediado por citocinas, y puede afectar al crecimiento por diversas vías: anorexia, pérdida del músculo esquelético, caquexia, efecto directo sobre la placa de crecimiento independiente de IGF-1 y por la vía dependiente de IGF-1. El TNF-α y la IL-1β tienen un efecto inhibitorio directo y sinérgico sobre la placa de crecimiento, disminuyendo la proliferación de condrocitos.

1.4 Corticoesteroides

Se utilizan con frecuencia para inducir la remisión en la enfermedad de Crohn y la colitis ulcerosa, y se asocian con una disminución del crecimiento lineal. No hay evidencia de que el tratamiento ocasional y a corto plazo con esteroides afecte al crecimiento a largo plazo.[6,10,11] Por el contrario, el empleo de esteroides en dosis altas durante periodos prolongados supone un alto riesgo de fracaso de crecimiento.[7,10,11] Los corticoesteroides tienen un efecto inhibitorio directo sobre los condrocitos de la placa de crecimiento. La infusión local de dexametasona en la placa de crecimiento produce un efecto inhibitorio en el crecimiento longitudinal del hueso. El uso de corticoesteroides produce retraso de talla después de un año de tratamiento, pero el efecto no es significativo si se corrige con la gravedad de la enfermedad; el uso prolongado de corticoesteroides o de éstos y azatioprina se asocia a fracaso de crecimiento, pero tiene un impacto menor que la gravedad de la enfermedad, que constituye un factor de riesgo mucho más importante para el fracaso de crecimiento.[10] Un estudio reciente demuestra la persistencia del retraso de crecimiento a los dos años de la mejoría de la actividad de la enfermedad, pese al empleo de inmunomoduladores y de agentes biológicos.[14]

2 Tratamiento del fracaso de crecimiento en los niños con enfermedad de Crohn

Las evidencias actuales indican que la nutrición enteral es superior a los corticoesteroides para incrementar la velocidad de crecimiento en los niños con enfermedad de Crohn.[4] La nutrición enteral estimula y restaura el crecimiento en la enfermedad de Crohn pediátrica por varios mecanismos: inducción de la remisión, aporte de la energía y de los macronutrientes y micronutrientes necesarios para el crecimiento, y descenso de las citocinas circulantes. La nutrición enteral con fórmula polimérica produce un descenso de las concentraciones séricas de proteína C reactiva y de IL-6, y un importante incremento de IGF-1. La respuesta es más evidente con nutrición enteral exclusiva que con nutrición enteral parcial (50 % del aporte energético). El tratamiento con infliximab puede mejorar el crecimiento y elevar las concentraciones de IGF-1 en los pacientes con enfermedad de Crohn activa. Se ha demostrado una mejoría significativa de la puntuación Z de talla en el 70 % de los niños con enfermedad de Crohn y desarrollo puberal incompleto tras recibir tratamiento con infliximab.[15] La GH se ha utilizado en pacientes adultos con enfermedad de Crohn para inducir la remisión, pero su papel en el tratamiento del fracaso de crecimiento en los niños es desconocido, ya que los resultados obtenidos en distintos estudios son contradictorios, desde un incremento significativo de la masa magra y de la velocidad de crecimiento lineal hasta efectos comparables a los producidos por un placebo. También se ha utilizado la testosterona en niños con un retraso puberal extremo, pero no hay estudios aleatorizados que evalúen su utilidad. Por último, varios estudios retrospectivos muestran una mejoría del crecimiento en niños prepúberes con enfermedad de Crohn refractaria tras ser sometidos a tratamiento quirúrgico.

3　Salud ósea

El esqueleto sirve como estructura mecánica para las actividades motoras, protege los órganos internos, es el mayor depósito de calcio y es el huésped de la médula ósea hematopoyética. Cada una de estas funciones está estrechamente regulada por una gran variedad de factores homeostáticos locales y sistémicos. Tiene la capacidad de adaptarse a la carga ejercida por el peso y la fuerza muscular que estimula la aposición ósea, especialmente durante los periodos de rápido crecimiento lineal como la pubertad. El hueso responde al aumento de las demandas cálcicas depositando calcio en reacción a la paratohormona, y es metabólicamente activo y funcionalmente dinámico a lo largo de toda la vida.[16]

El hueso dispone de un mecanismo de autorreparación denominado remodelación ósea, que se produce tanto en los niños como en los adultos. En respuesta al daño, produce osteoclastos que se adhieren a la superficie ósea dañada y la disuelven. La resorción ósea dura tres semanas y la fase de reparación ósea, fruto de la acción sincronizada de osteoblastos y osteoclastos, tres meses. Los huesos se alargan en el niño en crecimiento y cambian de forma por el modelado óseo y por la actividad de la placa de crecimiento de los huesos largos. El mecanismo es diferente del que produce el remodelado óseo. En el remodelado, los osteoclastos y los osteoblastos actúan secuencialmente, mientras que en el modelado la actuación es simultánea en diferentes partes del hueso. El modelado óseo se produce de manera exclusiva en la infancia y es más rápido en el periodo posnatal y durante el estirón puberal. Por tanto, las enfermedades inflamatorias crónicas del niño tienen consecuencias en el metabolismo óseo que afectan al remodelado, al modelado y al crecimiento lineal óseos, mientras que en el adulto solo afectan al remodelado óseo.[16]

La fisiopatología de la pérdida ósea en la EII-P es compleja. El retraso de crecimiento en el momento del diagnóstico se asocia a una actividad metabólica ósea reducida, y los biomarcadores de formación y resorción ósea están disminuidos a un 30% a 50% de lo normal.[17] El tratamiento antiinflamatorio y la mejoría de la nutrición se asocian con normalización de los biomarcadores óseos, pero el contenido mineral óseo va a la zaga y las propiedades mecánicas del hueso pueden empeorar con el tiempo.[18]

Los factores que pueden afectar al metabolismo óseo son la malnutrición, el déficit de masa magra, el retraso puberal, la actividad física reducida, la malabsorción y la mala utilización de los nutrientes, y la inflamación persistente. La inflamación activa es la causa fundamental de las alteraciones del metabolismo óseo normal en los niños con enfermedad de Crohn.[19] El tratamiento con infliximab restaura la formación de hueso y el crecimiento lineal, y se asocia a un incremento de la masa muscular que estimula el aumento de la masa ósea.[15,20,21] Estos datos sugieren que el control adecuado de la inflamación tiene un efecto anabólico y anticatabólico sobre el hueso.

Los niños con EII tienen un déficit significativo de masa ósea en el momento del diagnóstico.[17,18,22] La acumulación mineral ósea más rápida se produce entre los once y los catorce años en las niñas, y de los trece a los diecisiete años en los niños, y el diagnóstico de EII-P se realiza entre los seis y los diecisiete años en la mayoría de los casos, que es el periodo de más rápido aumento de volumen óseo. La prevalencia de densidad mineral ósea (DMO) baja en los niños con enfermedad de Crohn es muy alta.[17] La DMO baja se relaciona con concentraciones séricas altas de IL-6, que se ha observado que activa los osteoclastos.[19] La DMO baja se asocia con un aumento del riesgo de fracturas vertebrales y de cadera en los adultos con EII, pero no hay evidencia rigurosa de que aumente el riesgo de fracturas en los niños,[23] aunque en un estudio retrospectivo se refiere dicho aumento en menores de doce años con EII.[24] Se observa una estrecha relación entre la puntuación Z de talla y la DMO en los pacientes jóvenes con EII. El factor común entre el crecimiento lineal y la acumulación de masa ósea es la acción directa sobre el hueso de la GH y de otros factores hormonales relacionados (IGF-1, IGF-2). La masa magra es fundamental en la salud ósea, y la sarcopenia, un déficit específico de masa magra, es muy frecuente tanto en adultos como en niños con EII, y está ampliamente documentada la relación entre déficit de masa magra muscular y déficit de masa ósea en los niños con EII.

La amenorrea primaria o secundaria es una manifestación frecuente en las niñas con EII, y hay evidencias de la afectación de la salud ósea en niñas amenorreicas por anorexia nerviosa o atletas. Además, la EII-P supone un riesgo de retraso puberal y es conocido que éste se asocia a una disminución de la DMO.

El efecto de la inflamación sobre la salud ósea en los niños con EII ha sido ampliamente estudiado, y la mayoría de los estudios concluyen que la inflamación ejerce un efecto negativo sobre la acumulación de masa ósea y la calidad del hueso. La hipótesis principal es que, en los estados de inflamación sistémica, los productos de las células T activadas, como las citocinas inflamatorias, afectan de manera directa e indirecta a las células óseas y causan una disrupción del recambio óseo. El TNF-α afecta específicamente a la maduración de los osteoblastos, inhibe su diferenciación y promueve la diferenciación de osteoclastos. La IL-6 disminuye la formación ósea y estimula directamente la osteoclastogénesis. Como ya se ha indicado, hay una relación inversa entre los valores séricos de IL-6 y la puntuación Z.

El papel de los corticoesteroides en la salud ósea de los niños con EII es controvertido. Se sabe que causan disfunción de los osteoblastos, afectan la absorción intestinal de calcio, incrementan la excreción urinaria de este elemento y algunos estudios encuentran una relación negativa entre la dosis acumulada de corticoesteroides y la DMO, pero otros no. Dos estudios recientes confirman la hipótesis del efecto negativo de los corticoesteroides sobre el metabolismo óseo en los niños con EII, al hallar una disminución de los marcadores de formación y resorción ósea durante el tratamiento.[25]

El método más adecuado para valorar la DMO en los niños con EII es la densitometría ósea por absorciometría de rayos X de doble energía (DEXA, *dual-energy X-ray absorptiometry)*. Es mejor ajustar los resultados a la edad talla o edad ósea que a la edad cronológica, dado el retraso de crecimiento que hay en muchos de estos pacientes. Se aconseja realizar una DEXA en los niños con EII que presenten alguno de los siguientes factores de riesgo: velocidad de crecimiento subóptima, bajo peso, índice de masa corporal (IMC) bajo, amenorrea primaria o secundaria, retraso puberal, enfermedad de curso grave en especial si se asocia a hipoalbuminemia o uso de corticoesteroides sistémicos durante más de 6 meses, sobre todo durante la pubertad. Se recomienda repetir la DEXA cada uno a dos años si la DMO es baja.[26]

La vitamina D se produce en la piel por la acción de una adecuada luz solar ultravioleta. La vitamina D3 es su metabolito activo, mientras que el 25OH es el metabolito más abundante en el cuerpo humano e indicativo del estado de vitaminosis. Tiene un efecto positivo sobre los osteoblastos y los osteoclastos, y promueve la formación y la resorción óseas. La concentración óptima de 25OH para suprimir la paratohormona y optimizar la absorción intestinal de calcio es > 32 ng/ml. Las concentraciones bajas de vitamina D son frecuentes en los niños con EII, y la prevalencia para un punto de corte de 15 ng/ml es del 16 % al 34 %.[27] Los posibles mecanismos de la hipovitaminosis D son la malabsorción, la enteropatía pierde-proteínas, una exposición solar disminuida y una baja ingesta de vitamina D. Se aconseja determinar la concentración de 25OH en los niños con enfermedad activa, hipoalbuminemia y afectación nutricional, y repetir anualmente. Se recomienda una dosis terapéutica acumulativa de 400.000 UI para valores < 20 ng/ml y de 250.000 UI si se encuentra entre 20 y 32 ng/ml; la dosis de mantenimiento es de 800-1.000 UI diarias.[16] Igualmente se recomiendan suplementos diarios de 1.000-1.600 mg de calcio elemental en los niños (mayores de 4 años) y adolescentes con EII, en especial si reciben esteroides sistémicos. El empleo de bisfosfonatos está limitado a casos muy concretos y bajo la supervisión de un endocrinólogo experto (véase la figura 2).

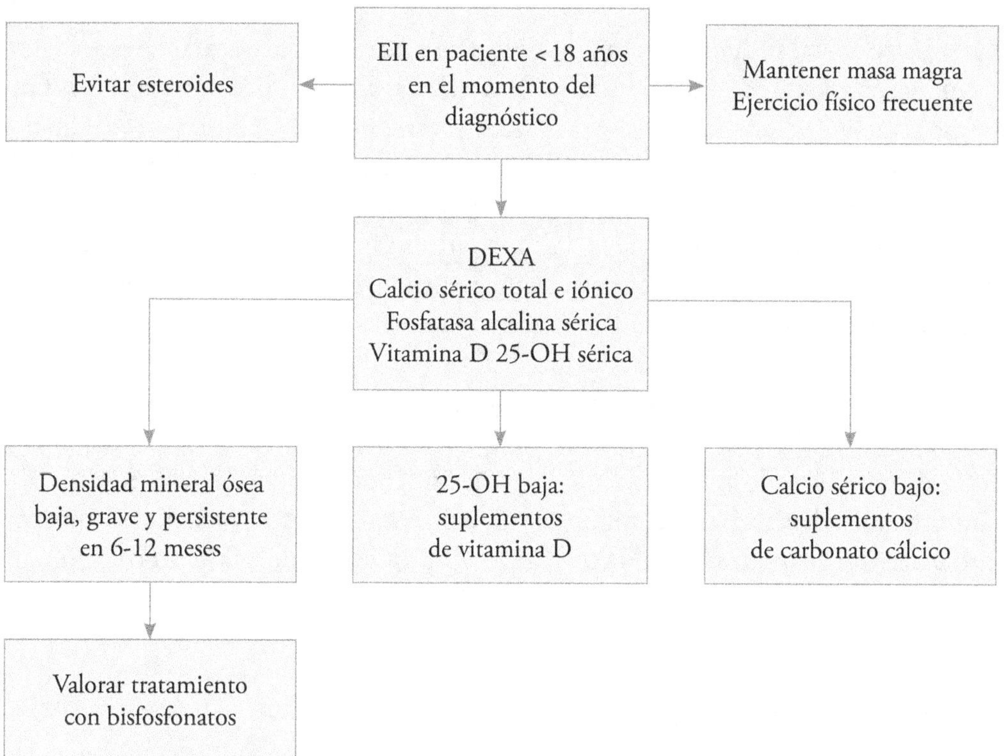

Figura 2. Evaluación y tratamiento de las alteraciones óseas en la enfermedad inflamatoria intestinal pediátrica.

	Edad de comienzo, años (intervalo)	Alarma
Niñas:		
– Desarrollo mamario	10 (7-13)	Ausencia a los 13 años
– Vello púbico	10,5 (7-14)	
– Pico crecimiento	12	
– Menarquia	12,5 (9-15)	Ausencia a los 15 años
Niños:		
– Aumento testicular	11 (9-13,5)	Ausencia a los 14-15 años
– Vello púbico	12 (10-15)	
– Agrandamiento del pene	12,5 (11-14,5)	Ausencia a los 14-15 años
– Pico de crecimiento	14	

Tabla 2. Desarrollo puberal normal y motivos de alarma.

4 Retraso puberal

El retraso puberal se define como la ausencia de desarrollo de los caracteres sexuales secundarios a los trece años de edad en las niñas y a los catorce años en los niños (véase la tabla 2). La menarquia se produce típicamente tres años después del inicio del pico de crecimiento y dos años después del inicio del desarrollo mamario. El retraso puberal es una manifestación común en los niños con EII, más frecuente en la enfermedad de Crohn que en la colitis ulcerosa y más en los hombres que en las mujeres. Es frecuente que la menarquia se produzca por encima de los dieciséis años de edad en la enfermedad de Crohn, mientras que en la colitis ulcerosa es habitual que ocurra antes de los catorce años.

El retraso del inicio puberal puede influir en el crecimiento lineal y en la talla adulta final, y afectar a la calidad de vida y la autoestima. La causa principal del retraso puberal es la malnutrición, pero la inflamación también puede influir como factor adverso independiente y directo. Estudios *in vitro* sugieren que las citocinas proinflamatorias (TNFα, IL-1β, IL-6) pueden afectar la producción de esteroides sexuales en los testículos y los ovarios.

5 Malnutrición crónica

Es una manifestación muy frecuente de la EII-P, especialmente de la enfermedad de Crohn. Sus causas son multifactoriales.

5.1   Disminución de la ingesta

La ingesta calórica inadecuada es muy frecuente en los niños con EII y puede estar causada por anorexia, vómitos, alteración de la sensación gustativa, restricciones dietéticas impuestas por el médico o por el paciente por miedo al dolor abdominal, y diarrea. La disminución de la ingesta es particularmente frecuente durante la fase inflamatoria activa de la enfermedad.[13] También está afectada la ingesta de micronutrientes (cobre, zinc, folato, hierro, calcio), que es significativamente menor en los niños con enfermedad de Crohn activa.[28] Las aversiones alimentarias y las dietas terapéuticas especiales para prevenir o resolver los síntomas gastrointestinales, así como la anorexia producida por las citocinas proinflamatorias, también contribuyen a la disminución de la ingesta, sobre todo durante la fase activa de la enfermedad.[29]

5.2   Malabsorción

Las causas de maldigestión o malabsorción de nutrientes en los niños con enfermedad de Crohn son variadas. Fundamentalmente son la disminución de la superficie absortiva de la mucosa del intestino delgado debida a la inflamación o a la resección de segmentos intestinales, la alteración motora por inflamación o fibrosis, y el sobredesarrollo de flora intestinal por estenosis y dismotilidad.[30]

5.3   Incremento de las pérdidas intestinales

La pérdida excesiva de nutrientes está ampliamente documentada. La enteropatía pierde-proteínas es habitual en los pacientes con enfermedad de Crohn activa. La pérdida de sangre, el drenaje de fístulas y la afectación hepática contribuyen a la hipoproteinemia, pero la causa principal es la pérdida proteica a través de la mucosa inflamada y ulcerada, que se relaciona estrechamente con la actividad de la enfermedad. Además, las pérdidas de sangre y la diarrea causan ferropenia y pérdida de iones y de elementos traza. La pérdida de zinc, calcio, magnesio, cobre y vitaminas liposolubles se relaciona con el volumen de la diarrea y con la esteatorrea.[30]

5.4 *Aumento de los requerimientos energéticos*

Se ha sugerido la existencia de un incremento del gasto energético en reposo durante la enfermedad activa, sin cambio en el gasto energético total debido a la disminución de la actividad física.[31] A pesar de la malnutrición, los niños con enfermedad de Crohn no son capaces de adaptar su gasto energético en reposo por unidad de masa magra, lo que contribuye a aumentar la malnutrición.

Por todo lo anterior, no resulta sorprendente que, en el momento del diagnóstico, el 85 % de los niños con enfermedad de Crohn y el 65 % de los niños con colitis ulcerosa presenten pérdida de peso.

La composición corporal de los niños con EII puede alterarse porque la secreción de citocinas proinflamatorias altera el metabolismo energético y el recambio proteico, el uso de corticoesteroides tiene un efecto catabólico sobre la masa magra y la actividad física es menor que en los niños normales. La masa magra corporal de los niños con EII es significativamente menor que la de los controles.[32] No se ha observado relación con la actividad clínica, la localización de la enfermedad ni el retraso diagnóstico. La normalización del IMC en los niños con enfermedad de Crohn no se asocia, a los dos años de seguimiento, a un incremento significativo de la masa magra corporal,[33] lo que implica cambios en la composición corporal que no pueden ser detectados por la determinación del IMC, sino que requieren el uso clínico sistemático de análisis de impedancia eléctrica.

5.5 *Deficiencias de micronutrientes*

Más de un 50 % de los pacientes con enfermedad de Crohn presentan valores plasmáticos bajos de diversos minerales y vitaminas (véase la tabla 3), por lo que se recomienda una evaluación nutricional completa que incluya un amplio número de parámetros analíticos (véase la tabla 4).

5.5.1 *Hierro*

La ferropenia es un hallazgo común en la EII-P y puede ocurrir por malabsorción, hemorragia digestiva o ingesta insuficiente. La prevalencia de anemia oscila entre el 41 % y el 88 %, dependiendo de las características de la población estudiada y del criterio diagnóstico utilizado.[34] El criterio diagnóstico de déficit de hierro

Deficiencia de macronutrientes y micronutrientes	Nutrientes	Porcentaje de deficiencia en pacientes con enfermedad de Crohn
Hipoproteinemia e hipoalbuminemia		17
Anemia	Hierro	40
	Vitamina B12	18
	Ácido fólico	20
Elementos traza	Zinc	15-65
	Cobre	85
	Selenio	82
Vitaminas	Vitamina A	23
	Vitamina B	30
	Vitamina C	85
	Vitamina D	18
	Vitamina E	16

Tabla 3. Deficiencias nutricionales en los niños con enfermedad de Crohn.

Anamnesis: – Antecedentes clínicos – Antecedentes y evaluación dietética Exploración física: – Peso, talla, índice de masa corporal – Estadio de Tanner – Velocidad de crecimiento – Pliegue tricipital – Perímetro braquial	Pruebas de laboratorio: – Hemograma completo – Velocidad de sedimentación globular – Proteína C reactiva – Vitamina D 25-OH – Albúmina sérica – Vitamina B12 y ácido fólico – Vitaminas A y E – Ferritina – Índice de saturación de transferrina – Fósforo, calcio, magnesio – Cobre, zinc – Actividad protrombina

Tabla 4. Evaluación nutricional en la enfermedad inflamatoria intestinal pediátrica.

depende del grado de inflamación en ese momento. El límite inferior de ferritina correspondiente a unos depósitos de hierro normales es de 100 µg/l cuando hay inflamación. La anemia de la inflamación crónica puede estar producida por citocinas proinflamatorias, como el TNF-α y la hepcidina, que pueden bloquear el transporte y la absorción de hierro en el intestino. La hepcidina es un péptido hormonal circulante inducido por la inflamación (específicamente por la IL-6).

Los niños con enfermedad de Crohn activa presentan una alteración en la absorción de hierro y unos valores elevados de IL-6 en comparación con los pacientes con enfermedad inactiva. El tratamiento con sales de hierro (sulfato, gluconato, fumarato) por vía oral a dosis de 3-6 mg/kg al día es efectivo, pero puede verse limitado por la mala absorción y la intolerancia en las fases de inflamación intestinal activa. Se ha sugerido que la administración de fumarato ferroso por vía oral a los pacientes con enfermedad de Crohn puede deteriorar las concentraciones de antioxidantes plasmáticos e incrementar los síntomas de diarrea, dolor abdominal y náuseas. El hierro intravenoso (sacarosa, carboximaltosa) constituye una alternativa en caso de anemia grave, intolerancia o respuesta inadecuada, fracaso del tratamiento oral, enfermedad con actividad intestinal grave y tratamiento concomitante con un agente eritropoyético.[35]

5.5.2 *Vitamina B12*

La cobalamina es una vitamina hidrosoluble esencial para el funcionamiento del sistema nervioso y para el metabolismo hidrocarbonado, proteico y lipídico. Se absorbe en el íleon distal, por lo que los pacientes con enfermedad de Crohn ileal o que han sufrido resección de ese segmento intestinal tienen un riesgo especial de desarrollar déficit de vitamina B12. Se ha encontrado una prevalencia de valores séricos bajos de vitamina B12 del 18,4 % en los niños con enfermedad de Crohn.[36] Los pacientes con resecciones ileales de longitud inferior a 20 cm no presentan riesgo de malabsorción de vitamina B12, pero sí los que sufren resecciones mayores. También tienen riesgo de deficiencia de vitamina B12 los pacientes con colitis ulcerosa sometidos a proctocolectomía.

El tratamiento habitual es la administración de 1.000 μg de vitamina B12 por vía intramuscular con la frecuencia que sea necesaria, aunque en los pacientes adultos se ha demostrado[37] que la vitamina B12 en dosis altas (1.000-2.000 μg) por vía oral es tan eficaz como la administración intramuscular. Este estudio no se ha realizado en niños ni en pacientes con enfermedad de Crohn.

5.5.3 *Folato*

Los pacientes adultos con EII presentan valores normales o bajos de folato, mientras que los niños con diagnóstico reciente y no tratados los tienen elevados.[38] No se conoce la explicación de estos hallazgos. Un estudio reciente ha encontrado una asociación entre los suplementos de ácido fólico y un aumento del riesgo de cáncer colorrectal.[39] Por ello, mientras su deficiencia debe ser tratada, los pacientes con valores normales no deben recibir suplementos para evitar posibles efectos adversos. Los pacientes tratados con metotrexato o sulfasalazina deben recibir suplementos de ácido fólico o folínico, ya que ambos fármacos provocan su depleción. El uso de mesalazina no afecta a la absorción de folato.

5.5.4   Vitaminas liposolubles

La vitamina K es esencial para el metabolismo óseo, y su deficiencia produce una reabsorción ósea anormal y osteoporosis. La osteocalcina libre no carboxilada es un marcador mucho más sensible del estado de la vitamina K que el tiempo de protrombina, por lo que unos valores altos de osteocalcina no carboxilada circulante son indicativos de deficiencia de vitamina K. Los pacientes adultos con enfermedad de Crohn tienen concentraciones séricas bajas de vitamina K que se relacionan con una DMO baja y con valores elevados de osteocalcina. Los niños con enfermedad de Crohn y colitis ulcerosa presentan hipovitaminosis A (14%) y E (6%), relacionadas con la actividad de la enfermedad.[40]

5.5.5   Zinc

Forma parte de numerosas enzimas y es necesario para la función inmunitaria y la síntesis de DNA. La homeostasis se mantiene por el equilibrio entre la absorción intestinal y la excreción fecal. La deficiencia de zinc puede producir acrodermatitis, alopecia, anorexia, diarrea y retraso del crecimiento. Se han encontrado concentraciones séricas de zinc bajas en niños y adolescentes con enfermedad de Crohn.[41] Se observa una disminución de la absorción intestinal no compensada por la disminución en la excreción fecal. Los efectos clínicos de la deficiencia de zinc en los niños con enfermedad de Crohn no son bien conocidos.

Bibliografía

1. Sawczenko A, Sandhu BK, Logan RF, Jenkins H, Taylor CJ, Mian S, *et al*. Prospective survey of childhood inflammatory bowel disease in the British Isles. Lancet. 2001; 357: 1093-4.
2. Kanof ME, Lake AM, Bayless TM. Decreased height velocity in children and adolescents before the diagnosis of Crohn's disease. Gastroenterology. 1988; 95: 1523-7.
3. Hildebrand H, Kalberg J, Kristiansson B. Longitudinal growth in children and adolescents with inflammatory bowel disease. J Pediatr Gastroenterol Nutr. 1994; 18: 165-73.
4. Newby E, Sawczenko A, Thomas A, Wilson D. Interventions for growth failure in childhood Crohn's disease. Cochrane Database Syst Rev. 2005; 3: CD003873.
5. Kleinman RE, Baldassano RN, Caplan A, Griffiths AM, Heyman MB, Issenman RM, *et al*. Nutrition support for pediatric patients with inflammatory bowel disease: a clinical report of the North American Society for Pediatric Gastroenterology, Hepatology and Nutrition. J Pediatr Gastroenterol Nutr. 2004; 39: 15-27.
6. Cezard JP, Touati G, Alberti C, Hugot JP, Brinon C, Czernichow P. Growth in pediatric Crohn's disease. Horm Res. 2002; 58 (Suppl 1): 11-5.
7. Markowitz J, Grancher K, Rosa J, Aiges H, Daum F. Growth failure in pediatric inflammatory bowel disease. J Pediatr Gastroenterol Nutr. 1993; 16: 373-80.
8. Sawczenko A, Ballinger AB, Savage MO, Sanderson IR. Clinical features affecting final adult height in patients with pediatric-onset Crohn's disease. Pediatrics. 2006; 118: 124-9.
9. Kirschner BS, Sutton MM. Somatomedin-C levels in growth-impaired children and adolescents with chronic inflammatory bowel disease. Gastroenterology. 1986; 91: 830-6.
10. Griffiths AM, Nguyen P, Smith C, MacMillan JH, Sherman PM. Growth and clinical course of children with Crohn's disease. Gut. 1993; 34: 939-43.
11. Motil KJ, Grand RJ, Davis-Kraft L, Ferlic LL, Smith EO. Growth failure in children with inflammatory bowel disease: a prospective study. Gastroenterology. 1993; 105: 681-91.
12. Spray C, Debelle GD, Murphy MS. Current diagnosis, management and morbidity in paediatric inflammatory bowel disease. Acta Paediatr. 2001; 90: 400-5.
13. Corkins MR, Gohil AD, Fitzgerald JF. The insulin like growth factor axis in children with inflammatory bowel disease. J Pediatr Gastroenterol Nutr. 2003; 36: 228-34.
14. Pfefferkorn M, Burke G, Griffiths A, Markowitz J, Rosh J, Mack D, *et al*. Growth abnormalities persist in newly diagnosed children with Crohn disease despite current treatment paradigms. J Pediatr Gastroenterol Nutr. 2009; 48: 168-74.
15. Walters TD, Gilman AR, Griffiths AM. Linear growth improves during infliximab therapy in children with chronically active severe Crohn's disease. Inflamm Bowel Dis. 2007; 13: 424-30.
16. Pappa H, Thayu M, Sylvester F, Leonard M, Zemel B, Gordon C. Skeletal health of children and adolescents with inflammatory bowel disease. J Pediatr Gastroenterol Nutr. 2011; 53: 11-25.
17. Sylvester FA, Wyzga N, Hyams JS, Davis PM, Lerer T, Vance K, *et al*. Natural history of bone metabolism and bone mineral density in children with inflammatory bowel disease. Inflamm Bowel Dis. 2007; 13: 42-50.
18. Dubner SE, Shults J, Baldassano RN, Zemel BS, Thayu M, Burnham JM, *et al*. Longitudinal assessment of bone density and structure in an incident cohort of children with Crohn's disease. Gastroenterology. 2009; 136: 123-30.
19. Paganelli M, Albanese C, Borrelli O, Civitelli F, Canitano N, Viola F, *et al*. Inflammation is the main determinant of low bone mineral density in pediatric inflammatory bowel disease. Inflamm Bowel Dis. 2007; 13: 416-23.
20. Heuschkel R, Salvestrini C, Beattie RM, Hildebrand H, Walters T, Griffiths A. Guidelines for the management of growth failure in childhood inflammatory bowel disease. Inflamm Bowel Dis. 2008; 14: 839-49.

21. Thayu M, Leonard MB, Hyams JS, Crandall WV, Kugathasan S, Otley AR, *et al.* Improvement in biomarkers of bone formation during infliximab therapy in pediatric Crohn's disease: results of the REACH study. Clin Gastroenterol Hepatol. 2008; 6: 1378-84.

22. Harpavat M, Greenspan SL, O'Brien C, Chang CC, Bowen A, Keljo DJ. Altered bone mass in children at diagnosis of Crohn disease: a pilot study. J Pediatr Gastroenterol Nutr. 2005; 40: 295-300.

23. Kappelman MD, Galanko JA, Porter CQ, Sandler RS. Risk of diagnosed fractures in children with inflammatory bowel diseases. Inflamm Bowel Dis. 2011; 17: 1125-30.

24. Kappelman MD, Bousvaros A. Nutritional concerns in pediatric inflammatory bowel disease patients. Mol Nutr Food Res. 2008; 52: 867-74.

25. Bechtold S, Alberer M, Arenz T, Putzker S, Filipiak-Pittroff B, Schwarz HP, *et al.* Reduced muscle mass and bone size in pediatric patients with inflammatory bowel disease. Inflamm Bowel Dis. 2010; 16: 216-25.

26. Lewiecki EM, Gordon CM, Baim S, Leonard MB, Bishop NJ, Bianchi ML, *et al.* International Society for Clinical Densitometry 2007 adult and pediatric official positions. Bone. 2008; 43: 1115-21.

27. Levin AD, Wadhera V, Leach ST, Woodhead HJ, Lemberg DA, Mendoza-Cruz AC, *et al.* Vitamin D deficiency in children with inflammatory bowel disease. Dig Dis Sci. 2011; 56: 830-6.

28. Pons R, Whitten KE, Woodhead H, Leach ST, Lemberg DA, Day AS. Dietary intakes of children with Crohn's disease. Br J Nutr. 2009; 102: 1052-7.

29. Gerasimidis K, McGrogan P, Edwards CA. The aetiology and impact of malnutrition in paediatric inflammatory bowel disease. J Hum Nutr Diet. 2011; 24: 313-26.

30. Shamir R, Phillip M, Levine A. Growth retardation in pediatric Crohn's disease: pathogenesis and interventions. Inflamm Bowel Dis. 2007; 13: 620-8.

31. Gavin J, Anderson CE, Bremner AR, Beattie RM. Energy intakes of children with Crohn's disease treated with enteral nutrition as primary therapy. J Hum Nutr Diet. 2005; 18: 337-42.

32. Conklin LS, Oliva-Hemker M. Nutritional considerations in pediatric inflammatory bowel disease. Expert Rev Gastroenterol Hepatol. 2010; 4: 305-17.

33. Sylvester FA, Leopold S, Lincoln M, Hyams JS, Griffiths AM, Lerer T. A two-year longitudinal study of persistent lean tissue deficits in children with Crohn's disease. Clin Gastroenterol Hepatol. 2009; 7: 452-5.

34. Khan K, Schwarzenberg SJ, Sharp H, Greenwood D, Weisdorf-Schindele S. Role of serology and routine laboratory tests in childhood inflammatory bowel disease. Inflamm Bowel Dis. 2002; 8: 325-9.

35. Gasche C, Berstad A, Befrits R, Beglinger C, Dignass A, Erichsen K, *et al.* Guidelines on the diagnosis and management of iron deficiency and anemia in inflammatory bowel diseases. Inflamm Bowel Dis. 2007; 13: 1545-53.

36. Headstrom PD, Rulyak SJ, Lee SD. Prevalence and risk factors for vitamin B12 deficiency in patients with Crohn's disease. Inflamm Bowel Dis. 2008; 14; 217-23.

37. Vidal-Alaball J, Butler C, Cannings-John R, Goringe A, Hood K, McCaddon A, *et al.* Oral vitamin B12 versus intramuscular vitamin B12 for vitamin B12 deficiency. Cochrane Database Syst Rev. 2005; CD004655.

38. Heymann MB, Garnett EA, Shaikh N, Huen K, Jose FA, Harmatz P, *et al.* Folate concentrations in pediatric patients with newly diagnosed inflammatory bowel disease. Am J Clin Nutr. 2009; 89: 545-50.

39. Fife J, Raniga S, Hider PN, Frizelle FA. Folic acid supplementation and colorectal cancer risk: a meta-analysis. Colorectal Dis. 2011; 13: 132-7.

40. Bousvaros A, Zurakowski D, Duggan C, Law T, Rifai N, Goldberg NE, *et al.* Vitamins A and E serum levels in children and young adults with inflammatory bowel disease: effect of disease activity. J Pediatr Gastroenterol Nutr. 1998; 26: 129-35.

41. Sikora SK, Spady D, Prosser C, El-Matary W. Trace elements and vitamins at diagnosis in pediatric-onset inflammatory bowel disease. Clin Pediatr. 2011; 50: 488-92.

Capítulo 5

Consideraciones especiales de los tratamientos de la enfermedad inflamatoria intestinal en la edad pediátrica

V.M. Navas-López, C. Sierra

Unidad de Gastroenterología y Nutrición Pediátrica
Hospital Materno Infantil
Málaga

Correspondencia:
Dr. Carlos Sierra Salinas
carlos.sierra.sspa@juntadeandalucia.es

Sinopsis

La enfermedad inflamatoria intestinal (EII) es un proceso crónico caracterizado por episodios de actividad inflamatoria que se alternan con otros de remisión. Hasta en una cuarta parte de los pacientes comienza en la edad pediátrica, en muchos casos con formas clínicas características diferentes a las de los adultos. Este hecho es sumamente importante, ya que el niño está en continuo crecimiento y desarrollo no sólo físico sino también psicológico e intelectual. Los objetivos terapéuticos en la EII pediátrica son el control de la inflamación, la curación de la mucosa, la modificación del curso de la enfermedad, evitar los efectos indeseables del tratamiento y garantizar un crecimiento y un desarrollo adecuados. El arsenal terapéutico de que disponemos para ello es muy similar al de los adultos, debido en parte a que la evidencia aportada por los ensayos clínicos en niños con EII es escasa, y las decisiones terapéuticas se basan a menudo en una extrapolación a partir de la literatura sobre pacientes adultos. No debemos descuidar aspectos propios de la infancia, como el desarrollo sexual, el crecimiento, la transición adecuada en tiempo y forma a la unidad de adultos, y por supuesto el apoyo a la familia.

Introducción

El tratamiento de la enfermedad inflamatoria intestinal (EII) en la edad pediátrica (EII-P) viene condicionado por diversos factores que producen importantes diferencias en la evolución respecto a los adultos, como son la presentación clínica, la repercusión en la maduración sexual y en la etapa de crecimiento, y la respuesta terapéutica específica. Lógicamente, las limitaciones fruto de la insuficiente demostración de determinadas opciones terapéuticas en población pediátrica dificultan la comparación con los enfermos adultos.

Se consideran factores que justifican diferencias en el tratamiento de la EII-P respecto a la edad adulta la presentación clínica, el retraso del crecimiento y puberal, y la respuesta terapéutica.

1   Presentación clínica

1.1 *Edad*

Se estima que hasta el 25 % de los pacientes con EII son diagnosticados durante la infancia y la adolescencia, lo que comporta un mayor tiempo de evolución de la enfermedad y una mayor probabilidad de complicaciones y de efectos adversos de los tratamientos. Por ello, el objetivo fundamental cuando se atiende un caso de EII-P debería ser cambiar la evolución natural de la enfermedad.

La edad media en el momento del diagnóstico de la EII-P en España es de 12,3 años. Los casos de comienzo precoz, antes de los cinco años de edad, constituyen un subgrupo de especial riesgo y desde el punto de vista epidemiológico sugieren una forma diferente, con predominio de enfermedad colónica y frecuentes antecedentes familiares de EII que orientan hacia una mayor susceptibilidad genética.[1]

1.2 *Extensión y gravedad de la enfermedad*

El fenotipo de la enfermedad de Crohn en el momento del diagnóstico es fundamentalmente inflamatorio, a diferencia del adulto, en quien predominan las formas estenosante y penetrante. Respecto a la localización, al inicio suele ser ileocolónica o exclusivamente colónica, mientras que la del adulto suele manifestarse como enfermedad ileal, y son frecuentes la afectación de tramos altos, de varios segmentos intestinales y la enfermedad perianal.[2] La progresión de la enfermedad es más habitual en los diez años siguientes al diagnóstico, aunque el tiempo transcurrido hasta la primera intervención quirúrgica es más largo que en los adultos.[3,4] Esta progresión conlleva una mayor tasa de complicaciones en la enfermedad de Crohn, a pesar incluso del frecuente empleo de inmunomoduladores,[4] por lo que puede afirmarse que los pacientes pediátricos dedican más tiempo de su vida a la atención de complicaciones que los adultos.

Respecto a la colitis ulcerosa, el curso de la enfermedad es más agresivo que en los adultos, con frecuencia se manifiesta como pancolitis y muy rara vez como proctitis o colitis izquierda aislada. Hasta un 5 % a un 10 % de los niños con pancolitis ulcerosa muestran preservación rectal, esto es, ausencia de lesiones macroscópicas y microscópicas en la mucosa rectal. Este hallazgo es muy infrecuente en los adultos.

A los ocho años del diagnóstico, la mayoría de los pacientes pediátricos presentan una forma activa de la enfermedad y un tercio de ellos ya han sido operados.[5]

La genética de la enfermedad de Crohn pediátrica tiene diferencias específicas con la del adulto, lo que refleja sus diferencias fenotípicas. Si bien hay muchos *loci* de susceptibilidad comunes para adultos y niños, recientemente se han identificado nuevos *loci* asociados con la enfermedad de inicio en la infancia. Realmente aún no está aclarado el papel del impacto de estos hallazgos en la respuesta al tratamiento.

2　Retraso del crecimiento y puberal

El aspecto que más diferencia al conjunto de los pacientes pediátricos en relación a los adultos con enfermedad de Crohn es el retraso del crecimiento y de la pubertad. La velocidad de crecimiento, expresado como percentil o desviación estándar respecto a la edad y el sexo, es el parámetro más exacto y sensible para identificar el retraso del crecimiento. En el momento del diagnóstico de la enfermedad de Crohn, un tercio de los pacientes presenta una talla inferior al percentil 3, con frecuencia asociado a un retraso armónico de la maduración ósea y del desarrollo puberal.[6] El enlentecimiento del crecimiento estatural precede al diagnóstico de la enfermedad de Crohn en el 88 % de los casos,[6] y sólo en un 3 % a un 10 % de los pacientes afectos de colitis ulcerosa,[7] consecuencia probablemente del menor tiempo de evolución hasta el diagnóstico y del menor grado de inflamación sistémica. Ya que muchos pacientes manifiestan la enfermedad antes del inicio de la pubertad, y por tanto antes del estirón del crecimiento, las consecuencias de la enfermedad sobre el desarrollo son de extraordinaria importancia. Los principales determinantes de la falta de desarrollo son la malnutrición y el propio proceso inflamatorio, pero el tratamiento esteroideo también desempeña un papel importante. El retraso en el desarrollo de los pacientes pediátricos afectos de EII se atribuye principalmente, en especial en la enfermedad de Crohn, a una reducción del factor de crecimiento similar a la insulina de tipo 1 (IGF-1), ocasionado por su menor síntesis hepática como consecuencia del proceso inflamatorio y también por la malnutrición y por el aumento de la interleucina (IL) 6. En los niños y los adultos jóvenes se constata una relación inversa entre la cantidad de IGF-1 y los marcadores inflamatorios. El tratamiento prolongado con corticoesteroides también reduce la producción de IGF-1. Un reto para el gastroenterólogo pediátrico es conseguir que el niño afecto de enfermedad de Crohn alcance la estatura esperada de adulto.

El retraso puberal se observa con frecuencia, especialmente en casos de enfermedad de Crohn con enfermedad activa de larga evolución o frecuentes recaídas.[8] El retraso puberal es multifactorial. Las citocinas proinflamatorias, como la IL-1α y el factor de necrosis tumoral alfa (TNF-α), inhiben la producción de esteroides sexuales al actuar directamente sobre las gónadas o mediante la supresión de la secreción de hormona liberadora de gonadotropina. También se ha comprobado que una baja concentración de leptina secundaria a la anorexia inducida por la inflamación influye negativamente en el desarrollo puberal, aunque es necesaria la contribución de otros factores.

3   Respuesta terapéutica

3.1 *Aminosalicilatos*

La eficacia del ácido 5-aminosalicílico (5-ASA) para el tratamiento de la enfermedad de Crohn en los niños no está claramente dilucidada. La sulfasalazina es superior al placebo para inducir la remisión en los adultos con enfermedad de Crohn colónica o ileocolónica, pero no en aquellos con enfermedad limitada al intestino delgado. Asimismo, el 5-ASA no es superior al placebo en la inducción de la remisión clínica en los adultos con enfermedad de Crohn. No hay evidencia para usar aminosalicilatos en el tratamiento de mantenimiento de la enfermedad de Crohn. Los aminosalicilatos orales se recomiendan como tratamiento de primera línea para la inducción en brotes leves a moderados de colitis ulcerosa; los tópicos, de manera aislada pueden ser un tratamiento eficaz para la colitis distal, si bien esta forma es poco frecuente en el niño. El tratamiento combinado con aminosalicilatos orales y tópicos es más efectivo que el tratamiento solo oral. Los aminosalicilatos deben emplearse en el tratamiento de mantenimiento de la colitis ulcerosa con independencia del fármaco empleado para la inducción.[9]

3.2 Corticoesteroides

Los corticoesteroides continúan siendo frecuentemente utilizados en el momento del diagnóstico o a lo largo de la evolución de la enfermedad, al actuar eficazmente sobre los síntomas. El objetivo fundamental de su uso debe ser el control rápido del brote de actividad, en caso de falta de respuesta a otros tratamientos, y siempre con la idea de utilizarlos el menor tiempo posible, minimizando así los indeseables efectos adversos. Además, es importante tener en cuenta que el tratamiento esteroideo no mantiene la remisión desde un punto de vista endoscópico-histológico, lo que conlleva un mayor riesgo teórico de futura recaída. Entre sus efectos adversos destaca la repercusión sobre el crecimiento lineal, al suprimir la formación ósea. Los corticoesteroides en dosis bajas (prednisona/prednisolona, 0,2-0,3 mg/kg al día), al favorecer la mejoría clínica, consiguen aumentar la ingestión y por tanto mejoran la situación nutricional, con una leve repercusión negativa en el crecimiento; sin embargo, dosis superiores a 0,2 o 0,3 mg/kg al día, normalmente requeridas para el control de los síntomas, ocasionan un enlentecimiento del crecimiento secundario a las alteraciones en el metabolismo proteico.[10] La importancia de la falta de crecimiento estará, por tanto, directamente relacionada con la gravedad de la enfermedad, de modo especial en la enfermedad de Crohn, y con la dosis acumulada de corticoesteroides.

La budesonida de liberación ileal, corticoesteroide de baja disponibilidad sistémica por su metabolismo de primer paso hepático, se ha propuesto como alternativa a la prednisolona en la enfermedad de Crohn de moderada a activa, preferentemente de localización ileocecal. Pese a causar menos efectos adversos, una menor supresión adrenal y un escaso impacto en la densidad mineral ósea, se ha comprobado también un cierto efecto supresor sobre el crecimiento lineal,[11] aunque destaca el escaso impacto en la densidad ósea tras dos años de tratamiento.[12] Su uso queda reservado para la inducción de la remisión en la enfermedad de Crohn, con una duración del tratamiento de hasta seis meses y acompañado de tratamiento concomitante en más del 90 % de los casos.[13]

En cuanto al tratamiento de mantenimiento de la remisión en la EII-P, no deben emplearse los esteroides en ninguna de sus presentaciones. Asimismo, en aquellos casos de EII dependiente de corticoesteroides deberán establecerse y optimizarse las estrategias con finalidad «ahorradora de esteroides».[14]

3.3 *Nutrición enteral exclusiva*

Según los resultados de tres metaanálisis publicados a mediados de los años 1990, el tratamiento nutricional era menos eficaz que el convencional con corticoesteroides para la inducción de la remisión en la enfermedad de Crohn.[15-17] Posteriormente se han obtenido resultados controvertidos, unos a favor de los corticoesteroides[18] y otros sin encontrar diferencias, como el metaanálisis de Heuschkel *et al.*[19] que sólo incluyó niños. Probablemente las discrepancias entre los estudios se deban más a diferencias en la edad, la actividad de la enfermedad, el tratamiento coadyuvante y cuestiones metodológicas de tamaño de las muestras o de aleatorización. Independientemente de esta variabilidad en la eficacia descrita, se observa una resistencia por parte de los gastroenterólogos pediátricos al uso de corticoesteroides en la enfermedad de Crohn debido a los numerosos efectos adversos, sobre todo en relación al crecimiento, la densidad mineral ósea y la imagen corporal. Por otra parte, está bien establecido que los corticoesteroides no logran curar la mucosa. Todo ello ha conducido a la buena aceptación del tratamiento nutricional primario como estrategia de primera línea basándose, además de en los buenos datos de eficacia para lograr la remisión, en los efectos beneficiosos sobre el crecimiento, la restitución nutricional rápida y el prácticamente nulo riesgo de efectos secundarios. Según una amplia encuesta realizada,[20] hasta un 62 % de los gastroenterólogos pediátricos europeos indican con regularidad el tratamiento nutricional primario, a diferencia del 4 % de sus colegas de Estados Unidos, y con diferentes protocolos, tipo de fórmula y duración. Se estima que el 85 % de los niños recién diagnosticados de enfermedad de Crohn tratados con nutrición enteral exclusiva alcanzan la remisión (véase la tabla 1),[21] con curación mucosa comprobada en el 74 % de los casos tras diez semanas de tratamiento y en el 79 % tras ocho semanas con fórmula polimérica.[22]

El efecto positivo de la nutrición enteral exclusiva en el crecimiento lineal está bien establecido, en comparación con los corticoesteroides. Incluso estos efectos favorables sobre la nutrición pueden ocurrir en ausencia de curación mucosa, pues en adolescentes estables con enfermedad de Crohn se ha observado supresión de la proteólisis, incremento en la síntesis proteica y promoción del anabolismo.

Referencia (año)	N	Fórmula	T	Criterios de remisión clínica	R*	R**	C
Morin *et al.* (1980)[23]	4	E	6	Mejoría Lloyd-Still	100%	100%	100%
Sanderson *et al.* (1987)[24]	8	E	6	Mejoría Lloyd-Still	100%	88%	88%
Seidman *et al.* (1991)[25]	10	E	3	CDAI < 150	80%	80%	100%
Seidman *et al.* (1993)[26]	24	S-E	4	Mejoría CDAI	86%	86%	100%
Thomas *et al.* (1993)[27]	12	E	4	Lloyd-Still > 80	100%	100%	100%
Beattie *et al.* (1994)[28]	7	P	8	Mejoría Lloyd-Still	100%	100%	100%
Ruuska *et al.* (1994)[29]	10	P	8	PCDAI < 10	100%	90%	90%
Papadopoulou *et al.* (1995)[30]	19	E	6	Lloyd-Still > 80 + ausencia de síntomas	83%	83%	100%
Akobeng *et al.* (2000)[31]	16	P	4	PCDAI < 10	56%	50%	88%
Fell *et al.* (2000)[22]	29	P	8	PCDAI < 10	85%	79%	93%
Phylactos *et al.* (2001)[32]	14	P	8	PCDAI < 10	93%	93%	100%
Terrin *et al.* (2002)[33]	10	SE	8	PCDAI < 10	90%	90%	100%
Ludvigsson *et al.* (2004)[34]	17	P	6	PCDAI < 10 o ↓ 45%	82%	82%	100%
	16	E	6	o ↓ 15 puntos	69%	69%	100%
Afzal *et al.* (2005)[35]	26	P	8	PCDAI < 20	88%	88%	100%
Knight *et al.* (2005)[36]	40	E	6	CDAI	90%	90%	100%
	4	P					
Day *et al.* (2006)[37]	27	P	6-8	PCDAI < 15	79%	70%	89%
Borrelli *et al.* (2006)[38]	19	P	10	PCDAI < 10	88%	79%	89%
Johnson *et al.* (2006)[39]	24	E	6	PCDAI < 10	62%	41%	66%

Continúa

Continuación

Referencia (año)	N	Fórmula	T	Criterios de remisión clínica	R*	R**	C
Berni Canani *et al.* (2006)[40]	12	E	8	PCDAI < 10	86,5%	86,5%	100%
	13	SE					
	12	P					
Rodrigues *et al.* (2007)[41]	53	E	6	No especificados[+]	89%	64%	71%
	45	P	6	No especificados[+]	88%	44%	51%
Navas-López *et al.* (2008)[21]	14	P	8	PCDAI < 10	85%	85%	100%
Buchanan *et al.* (2009)[42]	110	P/E	8	Variables clínicas y analíticas	80%	80%	100%
Rubio *et al.* (2012)[43]	106	P	8	PCDAI < 10	86%	81%	94%
Grogan *et al.* (2012)[44]	20	E	6	PCDAI < 11	93%	70%	75%
	21	P			79%	71%	90%
Total	742			IC 95%	84% (81-87)	76% (73-79)	90% (88-92)

N: número de pacientes incluidos en el estudio; T: tiempo en semanas; R: pacientes que alcanzan la remisión; C: tasa de cumplimiento; P: polimérica; E: elemental; SE: semielemental; CDAI: *Crohn's Disease Activity Index;* PCDAI: *Pediatric Crohn's Disease Activity Index;* IC 95%: intervalo de confianza del 95%.
* Análisis por protocolo.
** Análisis por intención de tratar.
[+] Información obtenida del autor.

Tabla 1. Tasa de remisión clínica en niños con enfermedad de Crohn y nutrición enteral exclusiva.

Respecto a la composición de la fórmula (elemental, semielemental o polimérica), no se encuentran diferencias en cuanto a eficacia. Por razones económicas y de aceptación, en la práctica se recurre a la fórmula polimérica para ser administrada por vía oral. La localización de la enfermedad no parece influir en la respuesta al tratamiento nutricional. La mayoría de las unidades de gastroenterología infantil aplican el tratamiento nutricional entre seis y ocho semanas.[45] El tratamiento de la enfermedad de Crohn pediátrica en el momento del diagnóstico tiene la ventaja adicional de permitir el ajuste de las inmunizaciones antes de recibir inmunomuladores o agentes biológicos.

La nutrición enteral exclusiva para la inducción de la remisión se ha empleado habitualmente como monoterapia, si bien cada vez de forma más generalizada se combina con inmunomoduladores o con infliximab como modalidad de tratamiento de mantenimiento posterior.[46]

3.4 Inmunomoduladores

Para el mantenimiento de la remisión en la enfermedad de Crohn y en la colitis ulcerosa es común el empleo de 6-mercaptopurina o de su precursor, la azatioprina (véase la tabla 2). Se ha comprobado una menor tasa de cirugía en los pacientes tratados con inmunomoduladores en relación a los que reciben corticoesteroides.[4] Una de las estrategias más utilizadas en la actualidad en los pacientes pediátricos con enfermedad de Crohn de moderada a grave consiste en la instauración de nutrición enteral exclusiva asociada a inmunomoduladores tiopurínicos. Sin embargo, en estos casos hay que tener en cuenta que en los pacientes que no hayan completado su calendario vacunal deberían administrarse las vacunas de virus atenuados (triple vírica, varicela) con anterioridad al inicio del tratamiento inmunosupresor. Es importante recordar que el tratamiento inmunomodulador no debería iniciarse hasta tres semanas después de recibir dichas vacunas, y que una vez iniciado no hay que administrar este tipo de vacunas hasta tres meses después

Tratamiento	Curación mucosa	Disminución de la necesidad de tratamiento quirúrgico	Disminución de las recurrencias posquirúrgicas
Esteroides	No	No	No
Azatioprina o 6-mercaptopurina	Sí	No	Sí
Metotrexato	Sí	No	No disponible
Anti-TNF	Sí	Sí	Sí
Nutrición enteral	Sí	No	No disponible

Tabla 2. Tratamientos que han demostrado alterar la evolución natural de la enfermedad de Crohn. (Adaptada de ref. 47.)

de finalizarlo. Debe tenerse en consideración la firme recomendación del Grupo de Trabajo de EII de la ESPGHAN[48] a este respecto, máxime en los pacientes que harán la transición a la unidad de adultos en poco tiempo.

Los datos del mayor estudio sobre el uso de inmunomoduladores en la EII-P demuestran que su administración a los tres meses del diagnóstico de enfermedad de Crohn de moderada a grave alcanza al 61 % de los pacientes, aumenta al 80 % a los doce meses y es del 86 % a los dos años.[49] Sin embargo, no está estandarizado el momento de introducción de estos fármacos. Su empleo precoz podría tener un impacto a largo plazo sobre la evolución natural de la enfermedad, reduciendo la dependencia de los corticoesteroides de manera significativa, y probablemente disminuyendo las hospitalizaciones, aunque en la actualidad faltan datos que permitan establecer la relación riesgo-beneficio de esta estrategia, ya que se estima que hasta en el 20 % de los casos de enfermedad de Crohn moderada el tratamiento sería innecesario.[50] En la enfermedad de Crohn pediátrica de moderada a grave o con falta de desarrollo, la actitud de la intervención precoz con inmunomoduladores estaría justificada, aunque de nuevo no se dispone de suficientes estudios a largo plazo.

Los estudios realizados sobre el tratamiento con metotrexato en la colitis ulcerosa son muy escasos e inconcluyentes. No obstante, el metotrexato es una alternativa al empleo de azatioprina o de 6-mercaptopurina cuando éstas no son bien toleradas o resultan ineficaces en pacientes con enfermedad de Crohn. Tiene un periodo de inicio de acción inferior al de los derivados tiopurínicos, y la remisión se logra en las cuatro semanas siguientes al inicio del tratamiento. Puede administrarse por vía parenteral (intramuscular o subcutánea) u oral. Es eficaz y seguro en los niños. La resistencia a los tiopurínicos se asocia a una buena respuesta al metotrexato. Se han publicado varias series de estudios multicéntricos que demuestran que, en los pacientes en quienes fracasa el tratamiento con tiopurínicos, el metotrexato constituye una alternativa muy eficaz y consigue tasas de remisión de hasta el 80 %, ahorrando esteroides y favoreciendo el crecimiento lineal.

3.5 *Inhibidores de la calcineurina*

El tacrolimus y la ciclosporina han demostrado ser útiles para inducir la remisión en los pacientes con brotes graves de colitis ulcerosa, evitando o retrasando la colectomía, y permitiendo preparar al paciente y a su familia para una probable intervención quirúrgica en los siguientes meses.[50] Asimismo, pueden emplearse como tratamiento puente en aquellos pacientes dependientes de los corticoesteroides hasta que el nuevo tratamiento de mantenimiento haga efecto. La experiencia con fármacos anticalcineurínicos en pacientes con enfermedad de Crohn es muy escasa. La evidencia actual, aunque de pobre calidad, apoya el empleo de tacrolimus en la enfermedad de Crohn en los adultos.[51]

3.6 Fármacos contra el factor de necrosis tumoral

Estudios no controlados en pacientes pediátricos sugieren que el tratamiento con infliximab se asocia a una mayor tasa de respuesta cuando la evolución de la enfermedad de Crohn es corta, a diferencia de cuando es larga.[52] En el estudio REACH[53] en pacientes pediátricos con enfermedad de Crohn de moderada a grave, la respuesta clínica y la remisión clínica a las 30 y las 54 semanas fueron un 20 % superiores a las de los adultos observadas en el estudio ACCENT 1.[54] Puede especularse que esta diferencia se deba a la menor duración de la enfermedad en los casos pediátricos. Del mismo modo, el análisis de subgrupos del estudio CHARM[55] con adalimumab y los datos del estudio PRECISE 2[56] con certolizumab (ambos en adultos) sugieren que las tasas de respuesta y remisión también pueden verse afectadas por el tiempo de evolución de la enfermedad. No obstante, además de la diferencia de edad entre los estudios REACH y ACCENT 1, otro dato a tener en cuenta es que el 90 % de los casos pediátricos recibían inmunomoduladores en el momento de la aleatorización, en comparación con sólo el 30 % de los pacientes adultos del estudio ACCENT 1.

El uso precoz de infliximab con inmunomoduladores en pacientes con diagnóstico reciente de enfermedad de Crohn (la denominada estrategia *top-down)* ha sido valorado positivamente en estudios efectuados en adultos.[57] En pacientes pediátricos con enfermedad de Crohn, la estrategia *top-down* se ha mostrado superior al tratamiento convencional al inducir la remisión a las ocho semanas y mantenerla al año.[58]

Aunque el empleo precoz de anti-TNF podría modificar la evolución de la enfermedad, no hay evidencia firme de que este tipo de tratamiento sea superior al convencional. Los datos preliminares sugieren que puede estar justificado en pacientes con alto riesgo.[59] Hasta la fecha son limitados los estudios pediátricos con infliximab a largo plazo en la enfermedad de Crohn. El estudio de Hyams *et al.*[60] mostró que durante el tercer año el 33 % de los pacientes presentaban remisión mantenida (enfermedad clínicamente inactiva sin requerir corticoesteroides ni cirugía). El reciente estudio de De Bie *et al.*[61] ha comprobado que a los cinco años de tratamiento hay una pérdida de respuesta en el 50 % de los pacientes pediátricos tratados con infliximab.

En el estudio SONIC,[62] llevado a cabo en adultos con enfermedad de Crohn de moderada a grave que no habían recibido con anterioridad infliximab ni tiopurínicos, se compararon tres ramas de tratamiento: monoterapia con infliximab, monoterapia con azatioprina y tratamiento combinado con azatioprina e infliximab. Los resultados muestran la superioridad del tratamiento combinado frente a los dos tipos de monoterapia. Los datos obtenidos en este estudio deberían confirmarse en otros que avalen la eficacia de la asociación de infliximab con azatioprina. A este respecto, además, en la población pediátrica debería plantearse la seguridad de dicho tratamiento combinado de manera prolongada. En los últimos años ha surgido la voz de alarma al comunicarse la aparición de casos de un tipo de linfoma no Hodgkin casi siempre mortal, el linfoma hepatoesplénico de células T, en hombres jóvenes en tratamiento con tiopurínicos en monoterapia o de forma combinada con anti-TNF. Pese a que se desconoce el papel que la combinación de estos fármacos pueda desempeñar en su patogenia, actualmente se recomienda limitar en el tiempo este tratamiento combinado (no más de 6-12 meses) y pasar a monoterapia de uno u otro tipo como mantenimiento posterior.

Recientes estudios han demostrado la eficacia del infliximab en el tratamiento de la colitis ulcerosa pediátrica de moderada a grave,[63] con inducción de la respuesta a las ocho semanas en el 73,3 % de los pacientes que no habían respondido al tratamiento convencional; en la semana 54, la tasa de remisión era del 38,1 % para los que recibieron tratamiento cada ocho semanas, lo cual concuerda con lo referido para adultos en los estudios ACT 1 y ACT 2.[64] Si se ha iniciado tratamiento durante un episodio agudo en pacientes que con anterioridad no han recibido tiopurinas, debe mantenerse como medicación puente durante cuatro a ocho meses para continuar posteriormente con azatioprina o 6-mercaptopurina. La tasa de colectomía no ha diferido entre los tratados con monoterapia con infliximab y los que recibieron tratamiento combinado.[65]

La eficacia del adalimumab se ha comprobado en adultos con enfermedad de Crohn ileocolónica tras la etapa de inducción (160 mg en la semana 0 y 80 mg en la semana 2). En el estudio EXTEND,[66] los que continuaron tratamiento pautado con adalimumab (40 mg cada dos semanas) en lugar de placebo presentaron una significativa mayor tasa de curación mucosa en las semanas 12 y 52. El estudio IMAgINE1[67] evaluó de forma prospectiva la eficacia y la seguridad de dos regímenes de mantenimiento con adalimumab en 192 pacientes de seis a diecisiete años de edad con enfermedad de Crohn de moderada a grave (*Pediatric Crohn's Disease*

Activity Index > 30). Para la inducción se emplearon dosis de 160 mg/80 mg a las 0 y 2 semanas si el peso era ≥ 40 kg, y de 80 mg/40 mg si el peso era < 40 kg. A las 2 semanas se aleatorizó a los pacientes en dos grupos. El grupo de dosis alta recibió 40 mg cada dos semanas, si el peso era ≥ 40 kg, o 20 mg cada dos semanas si el peso era < 40 kg. El grupo de dosis baja recibió 20 mg cada dos semanas, si el peso era ≥ 40 kg, o 10 mg cada dos semanas si el peso era < 40 kg. A las 4 semanas, el 82,4 % de los pacientes había respondido y el 27,7 % estaba en remisión clínica. A las 26 semanas, en el grupo tratado con dosis altas se observaron tasas de respuesta y de remisión superiores a las del grupo tratado con dosis bajas, si bien no se alcanzó significación estadística (59,1 % frente a 48,4 % y 38,7 % frente a 28,4 %, respectivamente). A las 52 semanas, el 33,3 % de los tratados con dosis altas estaban en remisión, frente al 23,2 % en el grupo que recibió dosis bajas. Las tasas más altas de remisión clínica a las 26 y 52 semanas las alcanzaron los pacientes que no habían recibido previamente agentes biológicos y que fueron tratados con dosis altas de adalimumab.[67]

Se cuestiona si la evidencia de curación mucosa lograda con los tratamientos biológicos en la enfermedad de Crohn, basada en la ausencia endoscópica de ulceraciones mucosas, es realmente sólida para hablar de curación, ya que la enfermedad de Crohn es una enfermedad transmural y la curación mucosa no tiene por qué reflejar la curación completa. Recientemente se han propuesto nuevas herramientas para la comprobación del daño estructural intestinal, como la endosonografía y la enterografía por tomografía computarizada o por resonancia magnética, que han dado lugar a un nuevo índice en adultos con enfermedad de Crohn (puntuación de Lémann)[68] que expresa la localización, la gravedad, la extensión, la progresión y la reversibilidad de la enfermedad, y permite verificar con más precisión el efecto de las diversas modalidades terapéuticas.

En pediatría también debemos ser prudentes con las conclusiones derivadas de los diferentes estudios con agentes biológicos. Aunque sean significativas la curación de la mucosa y la reducción en la tasa de hospitalizaciones y de intervenciones quirúrgicas, aún no puede afirmarse con evidencia sólida que el tratamiento biológico cambie el curso de la enfermedad a largo plazo.

3.7 Cirugía

La elección del momento adecuado para realizar una intervención quirúrgica es de extraordinaria importancia en la EII. La enfermedad de Crohn activa durante el brote puberal puede afectar a la talla final de adulto, y el retraso en la consecución de la remisión puede conducir, por tanto, a una insuficiente repesca *(catch-up)*. En un estudio publicado recientemente, aunque con datos de pacientes pediátricos obtenidos en su mayoría en la era prebiológica, se demuestra que la cirugía en los primeros tres años después del diagnóstico de enfermedad de Crohn conduce a un *catch-up* de talla y peso superior al obtenido si se realiza posteriormente.[69] De manera menos frecuente que en los adultos, en los pacientes pediátricos la enfermedad de Crohn pueden iniciarse con un patrón estenosante que haga pensar en la necesidad de una resección quirúrgica temprana. Sin embargo, algunos de estos casos con estenosis luminal pueden beneficiarse del uso de anti-TNF y lograr la desaparición del componente inflamatorio de la estenosis.[70] En la colitis ulcerosa, la colectomía electiva debe indicarse en casos con enfermedad activa o dependiente de corticoesteroides a pesar del tratamiento correcto con 5-ASA, tiopurinas o fármacos biológicos, o bien en caso de displasia colónica. En los brotes graves de colitis ulcerosa que no responden al tratamiento esteroideo intravenoso ni a los fármacos de segunda línea (tacrolimus, ciclosporina o infliximab) debería indicarse la colectomía sin demora. Para minimizar las complicaciones derivadas de una colectomía urgente, ésta no debe retrasarse para mejorar el estado nutricional del paciente y tampoco hay que esperar a que el paciente no esté tomando esteroides, ya que el retraso puede condicionar un empeoramiento importante de su estado general. La decisión de realizar una colectomía en estos casos de colitis ulcerosa no debe considerarse un fracaso terapéutico, sino un tratamiento curativo definitivo y necesario en pacientes que no han respondido a otros tratamientos.

Bibliografía

1. Heyman MB, Kirschner BS, Gold BD, Ferry G, Baldassano R, Cohen SA, *et al.* Children with early onset inflammatory bowel disease (IBD): analysis of a pediatric IBD consortium registry. J Pediatr. 2005; 146: 35-40.

2. Van Limbergen J, Russell RK, Drummond HE, Aldhous MC, Round NK, Nimmo ER. Definition of phenotypic characteristics of childhood-onset inflammatory bowel disease. Gastroenterology. 2008; 135: 1114-22.

3. Kugathasan S, Cohen S. Searching for new clues in inflammatory bowel disease: tell tales from pediatric IBD natural history studies. Gastroenterology. 2008; 135: 1038-41.

4. Vernier-Massouille G, Balde M, Salleron J, Turck D, Dupas JL, Mouterde O, *et al.* Natural history of pediatric Crohn's disease: a population-based cohort study. Gastroenterology. 2008; 135: 1106-13.

5. Turunen P, Ashorn M, Auvinen A, Iltanen S, Huhtala H, Kolho KL. Long-term health outcomes in pediatric inflammatory bowel disease: a population-based study. Inflamm Bowel Dis. 2009; 15: 56-62.

6. Kanof ME, Lake AM, Bayless TM. Decreased height velocity in children and adolescents before the diagnosis of Crohn's disease. Gastroenterology. 1988; 95: 1523

7. Markowitz J, Grancher K, Rosa J, Aiges H, Daum F. From failure in pediatric inflammatory bowel disease. J Pediatr Gastroenterol Nutr. 1993; 16: 373-80.

8. Ballinger AB, Savage MO, Sanderson IR. Delayed puberty associated with inflammatory bowel disease. Pediatr Res. 2003; 53: 205-10.

9. Turner D, Levine A, Escher JC, Griffiths AM, Russell RK, Dignass A, *et al.* Management of pediatric ulcerative colitis: joint ECCO and ESPGHAN evidence-based consensus guidelines. J Pediatr Gastroenterol Nutr. 2012; 55: 340-61.

10. Goulet O, Serceau F. Maladies inflammatoires du tube digestif. En: Goulet O, Vidaihet M, editores. Alimentation de l'enfant en situations normale et pathologique. Progrès en Pédiatrie 13. Paris: Doin; 2002. pp. 267-82.

11. Kundhal P, Zachos M, Holmes JL, Griffiths AM. Controlled ileal release budesonide in pediatric Crohn disease: efficacy and effect on growth. J Pediatr Gastroenterol Nutr. 2001; 33: 75-80.

12. Schoon EJ, Bollani S, Mills PR, Israeli E, Felsenberg D, Ljunghall S, *et al.* Bone mineral density in relation to efficacy and side effects of budesonide and prednisolone in Crohn's disease. Clin Gastroenterol Hepatol. 2005; 3: 113-21.

13. Otley A, Leleiko N, Langton C, Lerer T, Mack D, Evans J. Budesonide use in pediatric Crohn disease. J Pediatr Gastroenterol Nutr. 2012; 55: 200-4.

14. Benchimol EI, Seow CH, Otley AR, Steinhart AH. Budesonide for maintenance of remission in Crohn's disease. Cochrane Database Syst Rev. 2009; (1): CD002913.

15. Griffiths AM, Ohlsson A, Sherman PM, Sutherland LR. Meta-analysis of enteral nutrition as a primary treatment of active Crohn's disease. Gastroenterology. 1995; 108: 1056-67.

16. Fernández-Bañares F, Cabre E, Esteve-Comas M, Gassull MA. How effective is enteral nutrition in inducing clinical remission in active Crohn's disease? A meta-analysis of the randomized clinical trials. J Parenter Enteral Nutr. 1995; 19: 356-64.

17. Messori A, Trallori G, D'Albrasio G, Milla M, Vannozi G, Pacini F. Defined-formula diets versus steroids in the treatment of active Crohn's disease: a meta-analysis. Scand J Gastroenterol. 1996; 31: 267-72.

18. Zachos M, Tondeur M, Griffiths AM. Enteral nutritional therapy for inducing remission of Crohn's disease. Cochrane Database of Systematic Reviews 2001; (3): CD000542.

19. Heuschkel RB, Menache CC, Megerian JT, Baird AE. Enteral nutrition and corticosteroids in the treatment of acute Crohn's disease in children. J Pediatr Gastroenterol Nutr. 2000; 31: 8-15.

20. Levine A, Milo T, Buller H, Markowitz J. Consensus and controversy in the management of pediatric Crohn disease: an international survey. J Pediatr Gastroenterol Nutr. 2003; 36: 464-9.

21. Navas López VM, Blasco Alonso J, Sierra Salinas C, Barco Gálvez A, Vicioso Recio MI. Efficacy of exclusive enteral feeding as primary therapy for paediatric Crohn's disease. An Pediatr (Barc). 2008; 69: 506-14.

22. Fell JM, Paintin M, Arnaud-Battandier F, Beattie RM, Hollis A, Kitching P, *et al.* Mucosal healing and a fall in mucosal proinflammatory cytokine mRNA induced by a specific oral polymeric diet in paediatric Crohn's disease. Aliment Pharmacol Ther. 2000; 14: 281-9.

23. Morin CL, Roulet M, Roy CC, Weber A. Continuous elemental enteral alimentation in children with Crohn's disease and growth failure. Gastroenterology. 1980; 79: 1205-10.

24. Sanderson IR, Udeen S, Davies PS, Savage MO, Walker-Smith JA. Remission induced by an elemental diet in small bowel Crohn's disease. Arch Dis Child. 1987; 62: 123-7.

25. Seidman EG, Lohouses MJ, Turgeon J, Bouthillier L, Morin CL. Elemental diet versus prednisone as initial theraphy in Crohn's disease: early and long term results. Gastroenterology. 1991; 100: A150.

26. Seidman E, Griffiths A, Jones A, Issenman R. Semi-elemental (S-E) diet versus prednisone in pediatric Crohn's disease. Gastroenterology. 1993; 104: A778.

27. Thomas AG, Taylor F, Miller V. Dietary intake and nutritional treatment in childhood Crohn's disease. J Pediatr Gastroenterol Nutr. 1993; 17: 75-81.

28. Beattie RM, Schiffrin EJ, Donnet-Hughes A, Huggett AC, Domizio P, MacDonald TT, et al. Polymeric nutrition as the primary therapy in children with small bowel Crohn's disease. Aliment Pharmacol Ther. 1994; 8: 609-15.

29. Ruuska T, Savilahti E, Maki M, Ormala T, Visakorpi JK. Exclusive whole protein enteral diet versus prednisolone in the treatment of acute Crohn's disease in children. J Pediatr Gastroenterol Nutr. 1994; 19: 175-80.

30. Papadopoulou A, Rawashdeh MO, Brown GA, McNeish AS, Booth IW. Remission following an elemental diet or prednisolone in Crohn's disease. Acta Paediatr. 1995; 84: 79-83.

31. Akobeng AK, Miller V, Stanton J, Elbadri AM, Thomas AG. Double-blind randomized controlled trial of glutamine-enriched polymeric diet in the treatment of active Crohn's disease. J Pediatr Gastroenterol Nutr. 2000; 30: 78-84.

32. Phylactos AC, Fasoula IN, Arnaud-Battandier F, Walker-Smith JA, Fell JM. Effect of enteral nutrition on antioxidant enzyme systems and inflammation in paediatric Crohn's disease. Acta Paediatr. 2001; 90: 883-8.

33. Terrin G, Berni Canani R, Ambrosini A, Viola F, Bueno de Mesquita M, Di Nardo G, et al. A semielemental diet (Pregomin) as primary therapy for inducing remission in children with active Crohn's disease. Ital J Pediatr. 2002; 28: 401-5.

34. Ludvigsson JF, Krantz M, Bodin L, Stenhammar L, Lindquist B. Elemental versus polymeric enteral nutrition in paediatric Crohn's disease: a multicentre randomized controlled trial. Acta Paediatr. 2004; 93: 327-35.

35. Afzal NA, Davies S, Paintin M, Arnaud-Battandier F, Walker-Smith JA, Murch S, et al. Colonic Crohn's disease in children does not respond well to treatment with enteral nutrition if the ileum is not involved. Dig Dis Sci. 2005; 50: 1471-5.

36. Knight C, El-Matary W, Spray C, Sandhu BK. Long-term outcome of nutritional therapy in paediatric Crohn's disease. Clin Nutr. 2005; 24: 775-9.

37. Day AS, Whitten KE, Lemberg DA, Clarkson C, Vitug-Sales M, Jackson R, et al. Exclusive enteral feeding as primary therapy for Crohn's disease in Australian children and adolescents: a feasible and effective approach. J Gastroenterol Hepatol. 2006; 21: 1609-14.

38. Borrelli O, Cordischi L, Cirulli M, Paganelli M, Labalestra V, Uccini S, et al. Polymeric diet alone versus corticosteroids in the treatment of active pediatric Crohn's disease: a randomized controlled open-label trial. Clin Gastroenterol Hepatol. 2006; 4: 744-53.

39. Johnson T, Macdonald S, Hill SM, Thomas A, Murphy MS. Treatment of active Crohn's disease in children using partial enteral nutrition with liquid formula: a randomised controlled trial. Gut. 2006; 55: 356-61.

40. Berni Canani R, Terrin G, Borrelli O, Romano MT, Manguso F, Coruzzo A, et al. Short- and long-term therapeutic efficacy of nutritional therapy and corticosteroids in paediatric Crohn's disease. Dig Liver Dis. 2006; 38: 381-7.

41. Rodrigues AF, Johnson T, Davies P, Murphy MS. Does polymeric formula improvead herence to liquid diet therapy in children with active Crohn's disease? Arch Dis Child. 2007; 92: 767-70.

42. Buchanan E, Gaunt WW, Cardigan T, Garrick V, McGrogan P, Russell RK. The use of exclusive enteral nutrition for induction of remission in children with Crohn's disease demonstrates that disease phenotype does not influence clinical remission. Aliment Pharmacol Ther. 2009; 30: 501-7.

43. Rubio A, Pigneur B, Garnier-Lengliné H, Talbotec C, Schmitz J, Canioni D, et al. The efficacy of exclusive nutritional therapy in paediatric Crohn's disease, comparing fractionated oral vs. continuous enteral feeding. Aliment Pharmacol Ther. 2011; 33: 1332-9.

44. Grogan JL, Casson DH, Terry A, Burdge GC, El-Matary W, Dalzell AM. Enteral feeding therapy for newly diagnosed pediatric Crohn's disease: a double-blind randomized controlled trial with two years follow-up. Inflamm Bowel Dis. 2012; 18: 246-53.

45. Whitten KE, Rogers P, Ooi CY, Day AS. An international survey of enteral nutrition protocols used in children with Crohn's disease. J Dig Dis. 2012; 13: 107-12.

46. Konno M, Kobayashi A, Tomomasa T, Kaneko H, Toyoda S, Nakazato Y; Working Group of the Japanese Society for Pediatric Gastroenterology, Hepatology and Nutrition. Guidelines for the treatment of Crohn's disease in children. Pediatr Int. 2006; 48: 349-52.

47. Van Assche G, Vermeire S, Rutgeerts P. The potential for disease modification in Crohn's disease. Nat Rev Gastroenterol Hepatol. 2010; 7: 79-85.

48. Veereman-Wauters G, de Ridder L, Veres G, Kolacek S, Fell J, Malmborg P, *et al.*; ESPGHAN IBD Porto Group. Risk of infection and prevention in pediatric patients with IBD: ESPGHAN IBD Porto Group commentary. J Pediatr Gastroenterol Nutr. 2012; 54: 830-7.

49. Punati J, Markowitz J, Lerer T, Hyams J, Kugathasan S, Griffiths A, *et al.,* for the Pediatric IBD Collaborative Research Group. Effect of early immunomodulator use in moderate to severe pediatric Crohn disease. Inflamm Bowel Dis. 2008; 14: 949-54.

50. Navas López VM, Blasco Alonso J, Sierra Salinas C, Barco Gálvez A, Vicioso Recio MI. Eficacia y seguridad de tacrolimus oral para el tratamiento de la enfermedad inflamatoria intestinal pediátrica. An Pediatr (Barc). 2009; 70: 519-25.

51. McSharry K, Dalzell AM, Leiper K, El-Matary W. Systematic review: the role of tacrolimus in the management of Crohn's disease. Aliment Pharmacol Ther. 2011; 34: 1282-94.

52. Lionetti P, Bronzini F, Salvestrini C, Bascietto C, Canani RB, De Angelis GL, *et al.* Response to infliximab is related to disease duration in paediatric Crohn's disease. Aliment Pharmacol Ther. 2003; 18: 425-31.

53. Hyams J, Crandall W, Kugathasan S, Griffiths A, Olson A, Johanns J, *et al.*; REACH Study Group. Induction and maintenance infliximab therapy for the treatment of moderate-to-severe Crohn's disease in children. Gastroenterology. 2007; 132: 863-73.

54. Hanauer SB, Feagan BG, Lichtenstein GR, Mayer LF, Schreiber S, Colombel JF, *et al.* ACCENT I Study Group. Maintenance infliximab for Crohn's disease: the ACCENT I randomised trial. Lancet. 2002; 359: 1541-9.

55. Colombel JF, Sandborn WJ, Rutgeerts P, Kamm MA, Yu AP, Wu EQ, *et al.* Comparison of two adalimumab treatment schedule strategies for moderate-to-severe Crohn's disease: results from the CHARM trial. Am J Gastroenterol. 2009; 104: 1170-9.

56. Schreiber S, Khaliq-Kareemi M, Lawrance IC, Thomsen OØ, Hanauer SB, McColm J, *et al.* PRECISE 2 Study Investigators. Maintenance therapy with certolizumab pegol for Crohn's disease. N Engl J Med. 2007; 357: 239-50.

57. D'Haens G, Baert F, van Assche G, Caenepeel P, Vergauwe P, Tuynman H, *et al.*; Belgian Inflammatory Bowel Disease Research Group; North-Holland Gut Club. Early combined immunosuppression or conventional management in patients with newly diagnosed Crohn's disease: an open randomised trial. Lancet. 2008; 371: 660-7.

58. Kim MJ, Lee JS, Lee JH, Choe YH. Infliximab therapy in children with Crohn's disease: a one-year evaluation of efficacy comparing 'top-down' and 'step-up' strategies. Acta Paediatr. 2011; 100: 451-5.

59. Spurio FF, Aratari A, Margagnoni G, Doddato MT, Papi C. Early treatment in Crohn's disease: do we have enough evidence to reverse the therapeutic pyramid? J Gastrointestin Liver Dis. 2012; 21: 67-73.

60. Hyams JS, Lerer T, Griffiths A, Pfefferkorn M, Kugathasan S, Evans J, *et al.* Long-term outcome of maintenance infliximab therapy in children with Crohn's disease. Inflamm Bowel Dis. 2009; 15: 816-22.

61. De Bie CI, Hummel TZ, Kindermann A, Kokke FT, Damen GM, Kneepkens CM, *et al.* The duration of effect of infliximab maintenance treatment in paediatric Crohn's disease is limited. Aliment Pharmacol Ther. 2011; 33: 243-50.

62. Colombel JF, Sandborn WJ, Reinisch W, Mantzaris GJ, Kornbluth A, Rachmilewitz D, *et al.*; SONIC Study Group. Infliximab,

azathioprine, or combination therapy for Crohn's disease. N Engl J Med. 2010; 362: 1383-95.

63. Hyams J, Damaraju L, Blank M, Johanns J, Guzzo C, Winter HS, *et al.* Induction and maintenance therapy with infliximab for children with moderate to severe ulcerative colitis. Clin Gastroenterol Hepatol. 2012; 10: 391-9.

64. Rutgeerts P, Sandborn WJ, Feagan BG, Reinisch W, Olson A, Johanns J, *et al.* Infliximab for induction and maintenance therapy for ulcerative colitis. N Engl J Med. 2005; 353: 2462-76.

65. Hyams JS, Lerer T, Griffiths A, Pefferkorn N, Stepmens M, Evans J, *et al.* Outcome following therapy in children with ulcerative colitis. Am J Gastroenterol. 2010; 105: 1430-6.

66. Rutgeerts P, Van Assche G, Sandborn WJ, Wolf DC, Geboes K, Colombel JF, *et al.;* EXTEND Investigators, Kumar A, Lazar A, Camez A, Lomax KG, Pollack PF, D'Haens G. Adalimumab induces and maintains mucosal healing in patients with Crohn's disease: data from the EXTEND trial. Gastroenterology. 2012; 142: 1102-11.

67. Hyams JS, Griffiths A, Markowitz J, Baldassano RN, Faubion WA Jr, Colletti RB, *et al.* Safety and efficacy of adalimumab for moderate to severe Crohn's disease in children. Gastroenterology. 2012; 143: 365-7.

68. Pariente B, Cosnes J, Danese S, Sandborn WJ, Lewin M, Fletcher JG, *et al.* Development of the Crohn's disease digestive damage score, the Lémann score. Inflamm Bowel Dis. 2011; 17: 1415-22.

69. Boualit M, Salleron J, Turck D, Fumery M, Savoye G, Dupas JL, *et al.* Long-term outcome after first intestinal resection in pediatric-onset Crohn's disease: a population-based study. Inflamm Bowel Dis. 2012; doi: 10.1002/ibd.23004.

70. Gasparetto M, Corradin S, Vallortigara F, Cananzi M, Guariso G. Infliximab and pediatric stricturing Crohn's disease: a posible alternative to surgery? Experience of seven cases. Acta Gastroenterol Belg. 2012; 75: 58-60.

Capítulo 6

Aspectos psicosociales y familiares del paciente con enfermedad inflamatoria intestinal pediátrica. Calidad de vida

M.A. Mairena, V. Muñoz

Servicio de Psiquiatría y Psicología
Hospital Sant Joan de Déu
Esplugues de Llobregat, Barcelona

Correspondencia:
M. Ángeles Mairena García de la Torre
mmairena@hsjdbcn.org

Sinopsis

Vivir con enfermedad inflamatoria intestinal (EII) es un desafío que implica un proceso de adaptación para el paciente y su familia. La práctica clínica y la investigación han mostrado interés por evaluar y mejorar la calidad de vida relacionada con la salud (CVRS) en las personas con enfermedades crónicas. Con ello se pretende tener en cuenta todas las dimensiones y aspectos de la vida del paciente, como su bienestar psicológico, el estado físico, las relaciones sociales y las posibles limitaciones que la enfermedad pueda ocasionar en su entorno. Aunque la mayoría de los pacientes con EII muestra una apropiada estabilidad emocional, es importante considerar que es una población más vulnerable en cuanto a la presentación de síntomas ansiosos y depresivos. Algunas medidas preventivas y terapéuticas incluyen proporcionar información, ayudar al desarrollo de adecuadas habilidades de afrontamiento y técnicas de relajación. Además, se recomienda elaborar una adecuada red de apoyo social, trabajando en colaboración con la familia y favoreciendo las relaciones con iguales. También hay redes de apoyo organizado, como asociaciones de enfermos, que pueden ser de gran utilidad. Una buena comunicación y coordinación con el centro escolar puede ayudar al bienestar psicológico del paciente y a la buena administración del tratamiento. Para asegurar una apropiada adherencia, es importante tener en cuenta los posibles problemas en la dinámica familiar, las dificultades emocionales y el período de transición de la responsabilidad del adulto al adolescente. El interés por la CVRS ha llevado a desarrollar medidas específicas con cuestionarios que evalúan diversas dimensiones de la vida de una persona. Esta visión global de la persona ha favorecido la creación de equipos multidisciplinarios de tratamiento, con el propósito de atender a la persona en sus necesidades físicas, psicológicas y sociales.

1   Calidad de vida: vivir con enfermedad inflamatoria intestinal

Vivir con una enfermedad crónica, como la enfermedad inflamatoria intestinal (EII), es un reto que implica un importante ajuste del paciente y de las personas que le rodean. Cuando se recibe el diagnóstico, pueden presentarse momentos difíciles y de mucha incertidumbre. Con el paso del tiempo, el paciente y su familia irán pasando por un proceso de adaptación, el cual estará influido por el momento evolutivo, como es el caso de la infancia y la adolescencia. La mayoría de las personas con EII aprenden a afrontar la enfermedad de forma apropiada y a vivir con ella, normalizando sus actividades cotidianas y llevando una vida enriquecedora.

La práctica clínica y la investigación han mostrado interés por evaluar y mejorar la calidad de vida en las personas con enfermedades crónicas. La Organización Mundial de la Salud (OMS) define la calidad de vida como «la percepción de un individuo de su posición en la vida en el contexto de la cultura y el sistema de valores en el que vive en relación a sus metas, expectativas, normas y preocupaciones».[1] El concepto de calidad de vida relacionada con la salud (CVRS) abarca todo el impacto que una enfermedad tiene sobre una persona, teniendo en cuenta todas las dimensiones y los aspectos de su vida, como el bienestar psicológico, el estado físico y las limitaciones que la enfermedad puede provocar ante el entorno.[2] La CVRS refleja las percepciones subjetivas e individuales con que la persona vive su enfermedad.

La investigación ha mostrado que los niños y adolescentes con EII tienen menor CVRS en áreas como funcionamiento emocional, preocupaciones sobre el tratamiento, imagen corporal y quejas somáticas.[3] La calidad de vida puede verse afectada por aspectos de los síntomas o de los tratamientos que influyen en la rutina diaria, tales como tomar la medicación, visitas e ingresos hospitalarios, brotes impredecibles o la sensación de cansancio o dolor. En ocasiones, estos aspectos interfieren con la vida social y los niños o adolescentes evitan salidas largas o ir a lugares donde sea difícil encontrar un aseo. Al ser una enfermedad poco conocida en la sociedad, deben explicarla a sus profesores y amigos. A veces se sienten poco comprendidos y diferentes al resto, y pueden presentar síntomas de ansiedad y depresión. Son importantes unas buenas coordinación y comunicación entre el niño, la familia, el centro escolar y los profesionales de la salud para que el niño pueda comprender mejor su enfermedad, aceptarla y aprender a vivir con ella, normalizando al máximo posible sus relaciones con los amigos, la familia y el colegio.

A pesar de tener definiciones incluso internacionales y regladas sobre la calidad de vida (definición de la OMS), no hay que olvidar que este concepto también es subjetivo porque tiene que ver con las creencias y la cultura de la persona (niño o

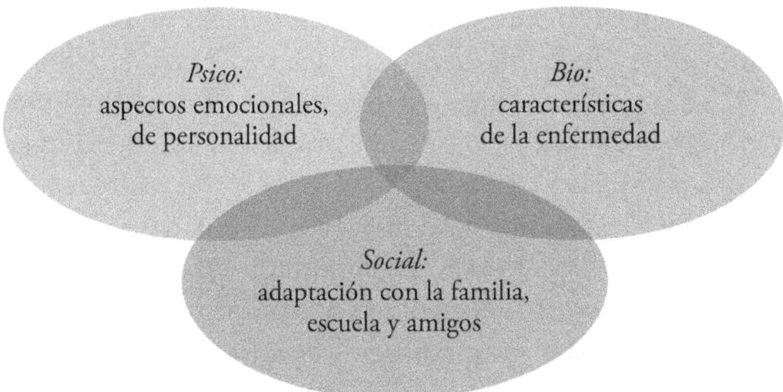

Figura 1. Esquema de la interacción de factores biológicos, psicológicos y sociales.

adolescente) y de la familia. Cuando hablamos de una enfermedad crónica y cómo la vive el paciente, es decir, de qué manera afecta a su calidad de vida, debemos tener en cuenta la historia personal de los padres, las enfermedades en las familias de origen y las formas de afrontamiento de éstas, así como muertes y duelos que hayan podido influir en las ideas y en la forma de sobrellevar lo que ahora sucede al paciente. Debemos recordar también que no hay una buena forma de afrontamiento, sino que en cada momento y en cada circunstancia el afrontamiento de la enfermedad puede variar y determina mucho la concepción de calidad de vida que pueda tenerse.

En este capítulo se pretende describir cómo suelen manifestarse diferentes aspectos relacionados con la calidad de vida en los niños y adolescentes con EII. Además, se presentan estrategias que parecen favorecer una mejor adaptación a la enfermedad y, junto a ello, una mejor calidad de vida. Se mantiene una visión global de la persona, entendiendo que somos un conjunto bio-psico-social. Esto hace que en cada persona interactúen factores psicológicos (aspectos emocionales, de personalidad, etc.), biológicos (características de la enfermedad) y sociales (familia, escuela y amigos) (véase la figura 1).

2　Aspectos emocionales

Como ya se ha mencionado, la EII puede afectar a una variedad de aspectos de la vida de una persona. La mayoría de los niños y adolescentes con EII suelen relacionarse bien con sus amigos y tener un buen funcionamiento familiar y escolar. Sin embargo, es importante saber que la EII puede interferir con la vida social, familiar y educativa, ocasionando posibles dificultades emocionales. Además, la adolescencia es una época de cambios y transiciones importantes, con nuevos retos y posibles turbulencias. Se ha observado que los adolescentes con EII presentan una menor CVRS y más problemas internalizantes.[4] Los chicos suelen mostrar más tristeza, síntomas somáticos, ansiedad y problemas sociales. Los adolescentes con mejor autoestima suelen presentar mejor CVRS.

Con frecuencia, los pacientes y sus familias se preguntan por la relación entre la enfermedad y los factores emocionales. Es importante saber que entre las causas de la EII no se incluyen factores psicológicos ni acontecimientos vitales estresantes. En ocasiones aparecen brotes tras sufrir episodios de ansiedad o tristeza, pero no hay evidencia de que el estrés sea el causante de los síntomas. Es posible que la reaparición de los síntomas de EII provoque alteraciones en el estado de ánimo, aumento de ansiedad y dificultades de adaptación en la familia, la escuela y el área social.

Hay poco consenso sobre la prevalencia de trastornos psicopatológicos en los niños y adolescentes con EII,[5] posiblemente debido a limitaciones metodológicas de los estudios. Otro factor que complica la evaluación de las dificultades psicológicas es que los síntomas que pueden indicar depresión o ansiedad podrían deberse a la propia enfermedad médica o a su tratamiento. De cualquier modo, las revisiones más recientes muestran que, al año del diagnóstico, el 80 % de los niños y adolescentes con EII tienen una salud mental comparable a la de la población general. Por lo tanto, la mayoría de ellos no requerirán ayuda psicológica. Sin embargo, un 20 % de estos pacientes presentan psicopatología.[5] Estos datos reflejan que padecer EII en la niñez y la adolescencia aumenta la vulnerabilidad a presentar alteraciones psicológicas.[6] Al igual que en otras enfermedades médicas crónicas, las afecciones psiquiátricas más frecuentes son los trastornos de ansiedad y los episodios depresivos,[5] con notables irritabilidad, tristeza, falta de concentración, tendencia a la preocupación continua, pesimismo y anhedonia (véase la figura 2).

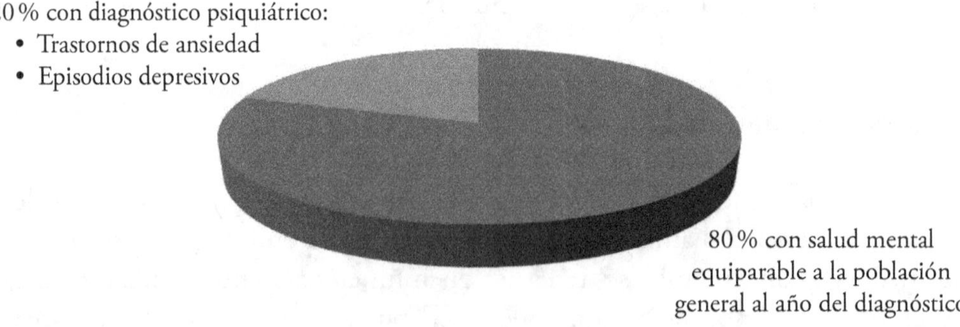

Figura 2. Vulnerabilidad psicológica en los niños y adolescentes con enfermedad inflamatoria intestinal.[5]

Se han señalado distintos factores de riesgo que podrían aumentar la probabilidad de presentar una alteración psicológica en los niños y adolescentes con EII. Entre ellos se han propuesto los propios síntomas de la enfermedad, los efectos de la medicación, los tratamientos sanitarios (visitas médicas, intervenciones quirúrgicas...) y las limitaciones que en muchas ocasiones se producen (absentismo escolar, cambios en la vida social o familiar...). Sin embargo, la investigación no ha mostrado una relación directa entre la gravedad de la EII y las alteraciones psicológicas. Por lo tanto, el curso evolutivo de la enfermedad no parece ser un claro factor de riesgo.[7] Muchos chicos muy afectados médicamente presentan una buena adaptación psicológica, mientras que algunos poco afectados somáticamente tienen importantes dificultades emocionales. Los factores psicológicos y sociales predicen más el riesgo de psicopatología que los factores biológicos.[6,7]

La edad en el momento del diagnóstico sí parece ser un factor de riesgo. Cuando el diagnóstico se recibe en la adolescencia hay más probabilidades de presentar psicopatología que cuando se recibe durante la infancia.[7] Una posible razón es que el niño tiene tiempo para adaptarse a vivir con la enfermedad, mientras que el adolescente debe enfrentarse a la vez a los cambios propios de su momento evolutivo y a la enfermedad.

El estilo de afrontamiento también parece estar relacionado con la vulnerabilidad a presentar psicopatología. El afrontamiento ha sido definido por Lazarus y Folkman[8] como un esfuerzo cognitivo y comportamental en continuo cambio para manejar demandas internas y externas específicas y que requieren recursos personales. Se ha observado que las estrategias de afrontamiento pasivas o evitativas en el paciente o su familia aumentan el riesgo de psicopatología.[6] Este estilo de afrontamiento suele estar presente en personas con determinadas variables cognitivas, tales como «*locus* de control» externo (impresión subjetiva de que uno no puede hacer nada para cambiar el curso de los acontecimientos, sino que son los factores externos los que determinan cómo será la situación), indefensión aprendida (la creencia de que haga lo que se haga, nada servirá de nada) o autoeficacia percibida baja (no confiar en los propios recursos personales).

En algunas ocasiones es necesaria la intervención psicológica para favorecer la calidad de vida y ayudar en el manejo del estrés y de las emociones. Las técnicas psicológicas de tipo cognitivo-conductual han demostrado mejores resultados para aumentar la calidad de vida de los pacientes con EII.[7] Estos tratamientos pueden aplicarse en sesiones individuales o como parte de programas psicoeducativos grupales específicos.[9]

Uno de los primeros objetivos de la intervención se basa en asegurar una buena información sobre la enfermedad y su tratamiento. Se intenta favorecer la búsqueda apropiada de información en fuentes fiables y promover la comunicación con el personal sanitario. Se anima a los niños y adolescentes a hacer preguntas a sus médicos, y se les ayuda a explicar su propia historia de enfermedad para hacerles comprender mejor su situación. Es importante que el paciente y su familia tengan una buena información sobre los síntomas de la enfermedad y el tratamiento.

A continuación, las intervenciones cognitivo-conductuales suelen centrarse en la modificación de los pensamientos negativos, la implicación en actividades diarias y las estrategias de solución de problemas. El estilo de afrontamiento está muy relacionado con la adaptación social, la autoestima y los problemas de comportamiento. Se pretende favorecer el estilo de afrontamiento activo por parte del paciente y su familia, desarrollando un *«locus* de control» interno (impresión subjetiva de que uno es responsable del curso de los acontecimientos) y una autoeficacia percibida alta (confiar en los propios recursos personales). Este estilo de afrontamiento favorece una apropiada autoestima, el uso de adecuadas habilidades sociales y un menor nivel de ansiedad.[10] El estilo de afrontamiento centrado en la búsqueda de apoyo social también parece efectivo, pero sólo en relación a las habilidades sociales. Se ha observado que las personas con EII que tienen un estilo de adaptación con afecto positivo (menos sintomatología ansioso-depresiva) desarrollan más estrategias de afrontamiento positivas, con más afrontamiento centrado en el problema. En contraste, las personas con afecto negativo muestran una mayor tendencia a utilizar un estilo de afrontamiento centrado en la emoción y a tener un *«locus* de control» externo.

Con frecuencia se realiza también un entrenamiento en técnicas de relajación, respiración y visualización. Cuando se hacen intervenciones grupales, se intenta favorecer la competencia social mediante la discusión en grupo de experiencias personales y la puesta en común de actividades que los adolescentes pueden o no pueden hacer debido a su enfermedad. Hay estudios que señalan que los pacientes que asisten a grupos educativos sobre EII muestran más satisfacción y adherencia al tratamiento.[11] Favorecer el autocuidado y el manejo independiente de las emociones parece aumentar la CVRS (véase la tabla 1).[12]

3 Apoyo social

Un buen apoyo social favorece un mejor proceso de adaptación a la enfermedad. La comunicación con la familia y los amigos hace más fácil la vida diaria, y ayuda a normalizar las actividades cotidianas. Además, existen redes de apoyo organizado que ofrecen recursos valiosos para asegurar un buen funcionamiento general.

Proporcionar información sobre la enfermedad y su tratamiento
Técnicas de modificación de pensamientos negativos
Favorecer la implicación en las actividades diarias
Entrenamiento en estrategias de solución de problemas
Fomentar un estilo de afrontamiento activo
Favorecer la búsqueda de apoyo social
Entrenamiento en técnicas de relajación, respiración y visualización
Intervenciones en sesiones individuales y grupales

Tabla 1. Algunas intervenciones recomendadas en el tratamiento psicológico de las personas con enfermedad inflamatoria intestinal.[6-12]

3.1 La familia

El apoyo social, en especial el familiar, favorece el buen afrontamiento de la EII.[13] Los adolescentes valoran positivamente la honestidad y la comunicación abierta con sus familias. Es importante tener en cuenta que la familia es un sistema en el cual sus miembros se relacionan entre sí y a la vez interactúa con otros sistemas. Un cambio en un miembro de la familia, tal como el diagnóstico de una enfermedad crónica, puede afectar al conjunto familiar. Ante cualquier cambio, la familia se reorganiza y los miembros se van adaptando y transformando ante la nueva situación. Es importante que se mantenga una buena comunicación y que se establezcan límites y reglas claras para que la familia siga funcionando y creciendo.

Con frecuencia, la madre se encarga de forma exclusiva del cuidado del hijo con una enfermedad crónica. Esto puede ocasionar alteraciones en el estado de ánimo de la madre, como síntomas depresivos, que pueden llevar a psicopatología ansioso-depresiva en el niño.[6] Por ello, es importante poner en marcha estrategias que ayuden a preservar el estado de ánimo de las madres de niños con una enfermedad crónica. Debe evitarse la sobreimplicación y favorecer el autocuidado. Se recomienda que el cuidador cuide de sí mismo, que ponga reglas claras y marque límites que señalen hasta dónde puede llegar. El cuidador debe tomar medidas de protección para sí mismo, ya que cuando uno está bien, las personas de alrededor están mejor. Ha de pedir ayuda a los demás, tomar descansos personales, realizar actividades agradables y mantener sus relaciones sociales. La madre debe aprender a delegar y saber compartir responsabilidades con el padre. Una buena organización familiar y el reparto de tareas entre los miembros puede ayudar al bienestar de toda la familia. El cuidador ha de reforzarse a sí mismo y tener en cuenta sus logros. Es necesario tener paciencia y entender que a veces hace falta tiempo para adaptarse a las nuevas situaciones.

Hay que aprender a proteger sin sobreproteger. Un niño protegido aprende a desarrollar habilidades para ser autónomo y cuidar de sí mismo. Sin embargo, un niño sobreprotegido no tiene oportunidad de aprender por sí mismo y se hace dependiente de otra persona, sin desarrollar recursos personales.

Los profesionales de la salud deben ofrecer información sobre la EII, sus tratamientos y las limitaciones actuales, así como interesarse por el punto de vista de la madre y dejar que ésta tome parte en las decisiones.[14] Hay que prestar atención a las emociones de la madre (rabia, tristeza, enfado…) y a sus preocupaciones, entre las que destaca el futuro del hijo. Es importante que la familia desarrolle una buena red de apoyo social con las personas cercanas, tanto con la familia extensa como con los amigos cercanos o los vecinos.

3.2   Los amigos

En los niños pequeños, el apoyo normalmente proviene de la familia y de los profesores, ya que siguen siendo completamente dependientes de su casa y los amigos todavía no son un grupo importante en su vida. A pesar de esto, hay que cuidar y procurar que la enfermedad no interfiera en las habilidades sociales del paciente, y que éste pueda convivir lo más posible con sus iguales, sin que sea importante que comparta o no con ellos su diagnóstico.

En el adolescente la cosa se complica. La adolescencia se caracteriza por ser una edad en la que los amigos pasan a ser primordiales, se alejan de los padres y el grupo de iguales suele ser su primera fuente de apoyo y convivencia. A veces puede sentirse vergüenza ante los amigos por lo que a uno le sucede, o incluso rechazo por parte de los compañeros al no comprender por qué tiene tantas faltas de asistencia o por qué no puede hacer una vida igual que ellos. Por lo tanto, es importante respetar a quién y cómo el adolescente quiere contar lo que le sucede, apoyarle en la forma de compartir su enfermedad, explicar (si quiere) a los compañeros en qué consiste su enfermedad y de esta manera poder tener ayuda del grupo, que como mencionamos al inicio es tan importante en esta edad. No hay que olvidar que la pertenencia al grupo y sentirse igual que los otros es fundamental durante la adolescencia (esto incluso puede ser motivo de poca adherencia al tratamiento o de conductas que lleven a recaídas).

Se recomienda ayudar al niño o adolescente a normalizar su vida en la mayor medida posible, intentando que continúen realizando las actividades que hacían antes de recibir el diagnóstico. En ocasiones, los síntomas de la enfermedad pueden limitar la implicación en actividades, disfrutar del ocio, practicar deportes o mantener relaciones sociales. Esto puede llevar a que el niño o adolescente se aísle y presente sentimientos de soledad, y sea poco comprendido.[2] Para evitar este tipo de consecuencias, se recomienda continuar las actividades diarias con cierta planificación de antemano. Por ejemplo, puede ser útil llevar ropa de recambio, papel higiénico o toallitas húmedas en las salidas. En lugares públicos, como restaurantes o centros comerciales, puede dar seguridad saber dónde se encuentra el baño. Cuando se planea un viaje, se recomienda hablar antes con el médico de referencia para asegurar un buen ajuste del tratamiento.

3.3 Apoyo organizado

Además de la red social de la familia, se dispone de recursos tanto públicos como privados que pueden ayudar al paciente y su familia a tener una mejor calidad de vida. El sistema de apoyo organizado incluye organizaciones que favorecen la información y que promueven estrategias de afrontamiento adecuadas. Entre ellas destacan las asociaciones de enfermos y familiares con EII. Compartir su situación con otras familias hace sentirse a los padres más comprendidos y apoyados, y además les ayuda a resolver problemas prácticos.[14] Con frecuencia, desde estas asociaciones se ofrece atención psicológica, atención social, guías y manuales específicos, asesoramiento legal, etc.

Entre los servicios de atención primaria son importantes los centros de salud, donde el médico de cabecera, el pediatra o la enfermería son buenos recursos. Los centros de servicios sociales, también de atención primaria, ofrecen atención a los problemas sociales. En ocasiones se organizan escuelas de padres en centros culturales, colegios o centros de salud mental infanto-juveniles. Este tipo de talleres favorece el aprendizaje de pautas apropiadas para el manejo de las dificultades del niño y la familia. Si resulta necesario, el paciente o algún miembro de su familia pueden ser derivados a profesionales de la salud mental.

Además de los recursos institucionales hay otros servicios profesionales privados, tanto para el paciente como para su familia, que realizan actividades lúdicas o deportivas, imparten clases de técnicas de relajación y disponen de psicólogos.

4   El centro escolar

Es importante que haya una buena comunicación entre la escuela, la familia y el niño o adolescente para poder tener una vida escolar lo más normal posible. En primer lugar, los profesores deben estar informados de qué es la EII, ya que sólo así podrán comprender al alumno y los posibles síntomas (cansancio, visitas frecuentes al aseo…) para poder ayudarle. Muchas veces los niños con EII deben tomar medicamentos o suplementos nutricionales en horario escolar. Se recomienda que la familia informe a los profesores sobre el tratamiento farmacológico, las dosis y los horarios, para facilitar su cumplimiento.[15]

En épocas de remisión y estabilidad, los niños y adolescentes con EII pueden participar en deportes y actividades físicas. Sin embargo, en ocasiones pueden experimentar un gran cansancio debido a la debilidad física o a estados de anemia. Esto también puede provocar dificultades de concentración. Es conveniente que el equipo docente esté enterado de si el niño se encuentra en fase de brote o con dificultades físicas. Los profesores deben ayudar al niño o adolescente, ser comprensivos con sus limitaciones y adaptar las actividades a sus condiciones en cada momento.[15] Para ello, suele ser útil aportar informes médicos. En fase de brote, el niño puede necesitar utilizar el aseo con mucha frecuencia. Los niños se sienten más tranquilos cuando saben que tienen permiso para ir al baño libremente y cuando el acceso a éste es fácil (incluso durante la realización de exámenes). Tener ropa de recambio para usar en caso de incontinencia puede ser útil. Si se produce una reagudización de los síntomas, la escuela podría avisar a los padres y permitir abandonar la clase o volver a casa.

En ocasiones, los síntomas de la EII, los tratamientos médicos o las visitas al hospital dificultan la asistencia a la escuela y la realización de exámenes o de trabajos escolares. La escuela podría colaborar facilitando la comunicación con el niño, flexibilizando las fechas de los exámenes y ofreciendo apoyo escolar o adaptaciones cuando sea necesario.

5   Cuidados básicos: hábitos de vida saludables

La salud no se refiere sólo a la ausencia de enfermedad, sino a un estado de bienestar general físico, psíquico y social. Por ello, es importante promover hábitos de vida saludables que favorezcan el mantenimiento del bienestar y prevengan posibles alteraciones.

En primer lugar, es crucial seguir una dieta equilibrada que permita realizar las actividades diarias de manera adecuada. En general, el servicio de nutrición suele dar recomendaciones sobre hábitos de alimentación, y los especialistas pueden diseñar dietas específicas cuando sea necesario. Se recomienda que todos los miembros de la familia dediquen el tiempo necesario para cada comida y que la dieta sea variada, incluyendo todo tipo de alimentos (hidratos de carbono, vitaminas, proteínas, lípidos y glucosa). Debe limitarse el consumo de comida rápida y de bollería industrial.

Seguir pautas apropiadas de higiene del sueño puede favorecer un adecuado reposo y una buena recuperación física y psicológica. Los problemas de sueño se han relacionado con menor calidad de vida. El Grupo Pediátrico de la Sociedad Española de Sueño y el Grupo de Sueño de la Sociedad Española de Pediatría Extrahospitalaria y Atención Primaria[16] han desarrollado una serie de recomendaciones para la prevención de los problemas del sueño. En general, el momento de ir a dormir debe asociarse a sensaciones de tranquilidad y seguridad. Se recomienda establecer rutinas estables, con horarios más o menos fijos. Deben evitarse las siestas muy prolongadas o tardías, así como el consumo de bebidas o alimentos excitantes (refrescos de cola, chocolate…). El ejercicio físico es importante para el desarrollo, pero debe evitarse una o dos horas antes de ir a dormir. El horario de la cena también debería ser una o dos horas antes de acostarse, aunque puede tomarse algo ligero antes de ir a la cama, evitando el consumo de chocolate, grandes cantidades de azúcares y líquidos en exceso.

Realizar ejercicio relaja y ayuda al desarrollo físico y mental, y en los adultos con EII se ha demostrado que aumenta la calidad de vida.[17] Se recomienda hacer algo de ejercicio cada día y practicar algún deporte de manera habitual.

6 Adherencia al tratamiento

Tomar medicación a diario puede afectar negativamente a la calidad de vida, pero la falta de adherencia puede aumentar la gravedad de los síntomas. Se ha observado que la disfunción familiar y los problemas de habilidades de afrontamiento del niño se relacionan con una menor adherencia al tratamiento.[18]

Se recomienda evaluar de forma continuada la adherencia al tratamiento mediante diversos métodos, tales como cuestionarios sobre toma de medicación o recuento objetivo de pastillas. Además, deben evaluarse los posibles problemas de conducta o de relación entre padres e hijos que puedan estar interfiriendo en la adherencia al tratamiento.[19] En los adolescentes se debe ir fomentando la transición de la responsabilidad de los padres al paciente (véase la figura 3).

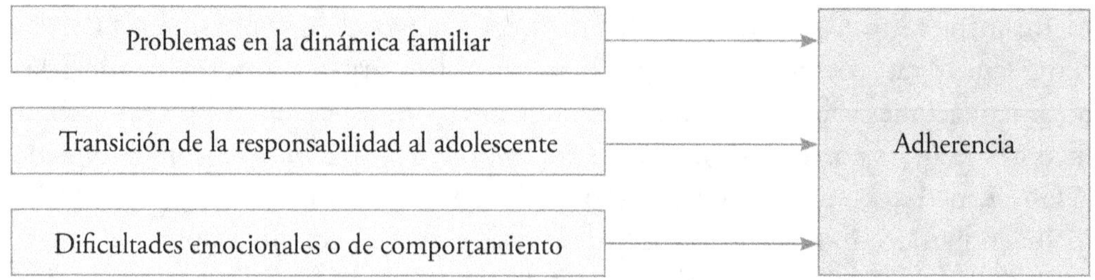

Figura 3. Factores que pueden influir en la adherencia al tratamiento.[18]

7 Medición de la calidad de vida y abordaje multidisciplinario

La atención prestada a la CVRS ha hecho que se desarrollen cuestionarios específicos para su medición. Estos instrumentos son de utilidad clínica, ya que facilitan que los equipos de tratamiento obtengan datos sobre cómo se encuentran los pacientes y sus familiares, y puedan realizar cambios o ajustes en la forma de intervención si fuera necesario. Existen cuestionarios genéricos de CVRS. Las principales dimensiones son la función física (síntomas físicos, movilidad…), la función psicológica (depresión, ansiedad, expectativas…), la función social (ocio, sexualidad…), el estatus económico (empleo, ingresos…) y el bienestar general (percepción de salud, satisfacción).[2] Además, se han desarrollado cuestionarios específicos para enfermedades concretas. El más utilizado para medir la CVRS en la EII del adulto es el *Inflammatory Bowel Disease Questionnaire* (IBDQ).[20] La versión más actual incluye 36 ítems que miden cinco dimensiones: síntomas intestinales, síntomas sistémicos, afectación funcional, función

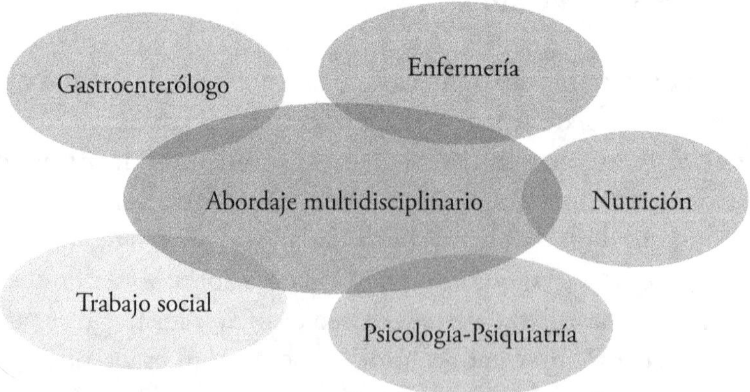

Figura 4. Intervención multidisciplinaria en la enfermedad inflamatoria intestinal.

emocional y función social. Además, hay versiones más cortas (10 ítems) que permiten su aplicación diaria. López Vivancos *et al.*[21] han validado al español la versión larga del IBDQ. Asimismo, hay un cuestionario de CVRS especialmente diseñado para pacientes pediátricos con EII (IMPACT III).[22]

Cada vez más, el paciente es comprendido como una persona completa en quien se combinan una variedad de aspectos y dimensiones de su vida. Es importante tener siempre en cuenta la interacción de los planos biológico, psicológico y social. Esta nueva aproximación al paciente hace que, poco a poco, se vaya favoreciendo el abordaje multidisciplinario en los equipos de atención, contando con la intervención de médicos, enfermeros, trabajadores sociales, nutricionistas y psicólogos, así como favoreciendo la comunicación con las familias, las redes sociales y los centros escolares (véase la figura 4).

Bibliografía

1. Sainsbury A, Heatley RV. Review article: psychosocial factors in the quality of life of patients with inflammatory bowel disease. Aliment Pharmacol Ther. 2005; 21: 499-508.

2. Gassull MA, coordinador. Cardeña C, Romero P. Enfermedad inflamatoria intestinal. Aspectos psicosociales y calidad de vida. Barcelona: Edika Med; 2004.

3. Loonen HJ, Grootenhuis MA, Last BF, de Haan RJ, Bouquet J, Derkx BH. Measuring quality of life in children with inflammatory bowel disease: the Impact II (NL). Qual Life Res. 2002; 11: 47-56.

4. De Boer M, Grootenhuis M, Derkx B, Last B. Health-related quality of life and psychosocial functioning of adolescents with inflammatory bowel disease. Inflamm Bowel Dis. 2005; 11: 400-6.

5. Mackner L, Crandall W. Long-term psychosocial outcomes reported by children and adolescents with inflammatory bowel disease. Am J Gastroenterol. 2005; 100: 1386-2392.

6. Mackner L, Crandall W, Szigethy EM. Psychosocial functioning in pediatric inflammatory bowel disease. Inflamm Bowel Dis. 2006; 12: 239-44.

7. Karwowski CA, Keljo D, Szigethy E. Strategies to improve quality of life in adolescents with inflammatory bowel disease. Inflamm Bowel Dis. 2009; 15: 1755-64.

8. Lazarus RS, Folkman S. Stress, appraisal and coping. New York: Springer; 1984.

9. Grootenhuis MA, Maurice-Stam H, Derkx BH, Last BF. Evaluation of a psychoeducational intervention for adolescents with inflammatory bowel disease. Eur J Gastroenterol Hepatol. 2009; 21: 340-5.

10. Meijer SA, Sinnema G, Bijstra JO, Mellenbegh GJ, Wolters W. Coping styles and locus of control as predictors for psychosocial adjustment of adolescents with a chronic illness. Soc Sci Med. 2002; 54: 1453-61.

11. Waters BM, Jensen L, Fedorak RN. Effects of formal education for patients with inflammatory bowel disease: a randomized controlled trial. Can J Gastroenterol. 2005; 19: 235-44.

12. García-Vega E, Fernández-Rodríguez C. A stress management program for Crohn's disease. Behav Res Ther. 2004; 42: 367-83.

13. Nicholar DB, Otley A, Smith C, Avolio J, Munk M, Griffiths AM. Challenges and strategies of children and adolescents with inflammatory bowel disease: a qualitative examination. Health Qual Life Outcomes. 2007; 5: 28.

14. Martín de Carpi J. Aspectos psicosociales de la enfermedad inflamatoria intestinal pediátrica: aceptación y adaptación a la enfermedad. Gastroenterol Hepatol. 2009; 32: 25-30.

15. Asociación de Enfermos de Crohn y Colitis Ulcerosa de Cataluña [Internet]. Barcelona: ACCU Cataluña y Unidad para el Cuidado Integral de la EII Pediátrica del Hospital Sant Joan de Déu; 2012. Apoyo escolar para niños y adolescentes con enfermedad inflamatoria intestinal. Disponible en: www.accucatalunya.es.

16. Grupo Pediátrico de la Sociedad Española de Sueño y Grupo de Sueño de la Sociedad Española de Pediatría Extrahospitalaria y Atención Primaria. Medidas preventivas de los problemas del sueño desde el nacimiento hasta la adolescencia. Acta Pediatr Esp. 2010; 68: 167-73.

17. Ng V, Millard W, Lebrun C, Howard J. Low-intensity exercise improves quality of life in patients with Crohn's disease. Clin J Sport Med. 2007; 17: 384-8.

18. Mackner L, Crandall W. Oral medication adherence in pediatric inflammatory bowel disease. Inflamm Bowel Dis. 2005; 11: 1006-12.

19. Hommel K, Denson L, Crandall, W, Mackner, L. Behavioral functioning and treatment adherence in pediatric inflammatory bowel disease: review and recommendations for practice. Gastroenterol Hepatol (NY). 2008; 4: 785.

20. Irvine EJ. Development and subsequent refinement of the inflammatory bowel disease questionnaire: a quality-of-life instrument for adult patients with inflammatory bowel disease. J Pediatr Gastroenterol Nutr. 1999; 28: S23-7.

21. López Vivancos J, Casellas F, Badia X, Vilaseca J, Malagelada JR. Validation of the Spanish version of the inflammatory bowel disease questionnaire on ulcerative colitis and Crohn's disease. Digestion. 1999; 60: 274-80.

22. Otley A, Smith C, Nicholas D, Munk M, Avolio J, Sherman PM, *et al.* The IMPACT questionnaire: a valid measure of health-related quality of life in pediatric inflammatory bowel disease. J Pediatr Gastroenterol Nutr. 2002; 35: 557-63.

Capítulo 7

Transición a los cuidados del adulto

J. Martín de Carpi,[1] E. Ricart[2]

[1] Unidad para el Cuidado Integral
   de la Enfermedad Inflamatoria Intestinal Pediátrica
   Sección de Gastroenterología, Hepatología y Nutrición Pediátrica
   Hospital Sant Joan de Déu
   Espluges de Llobregat, Barcelona

[2] Servicio de Gastroenterología
   Institut de Malalties Digestives i Metabòliques
   Hospital Clínic
   Barcelona

Correspondencia:
Dr. Javier Martín de Carpi
javiermartin@hsjdbcn.org

Sinopsis

En los últimos años se está prestando mucha atención a los procesos de transición del paciente pediátrico con una enfermedad crónica desde la atención pediátrica hacia los cuidados del adulto. El objetivo fundamental debería ser conseguir una atención continuada del paciente adolescente y adulto joven, adaptada en cada momento a las características físicas, emocionales y sociales de un individuo inmerso en un proceso de cambio y de adaptación a la vida adulta. Para que un programa de transición sea satisfactorio deberá implicar a todos los elementos que forman parte de la atención del niño enfermo crónico: el pediatra, el facultativo de adultos y el paciente, pero también a la familia de éste. Dado el aumento actual del diagnóstico de enfermedad inflamatoria intestinal (EII) pediátrica en nuestro medio, el desarrollo de programas de transición dirigidos a estos pacientes debería estar contemplado dentro de las unidades especializadas en EII, siendo uno de los índices que definirían la atención de calidad a dicha enfermedad.

1   Concepto y objetivos

Por transición a los cuidados del adulto se entiende el movimiento, planificado y organizado según unos fines concretos, del adolescente y del adulto joven con una enfermedad crónica desde un sistema de atención de salud orientado al niño hasta otro centrado en la atención del adulto.[1] Su objetivo fundamental debe ser facilitar una atención continuada que incluya la normalización del desarrollo social y emocional, y la adquisición de las habilidades necesarias para llevar una vida independiente.

La importancia de los programas de transición, que serían aplicables a todas las enfermedades crónicas de inicio en la edad pediátrica, radica en el reconocimiento de dos hechos fundamentales: *1)* a medida que el adolescente se encamina hacia la fase de madurez, sus necesidades médicas, psicológicas y sociales van cambiando, por lo que la asistencia sanitaria debería, en cada momento, adaptarse y adecuarse a dichas necesidades, y *2)* hay importantes diferencias entre la asistencia pediátrica y la centrada en el paciente adulto (véase la tabla 1). El cuidado pediátrico se constituye de forma multidisciplinaria y está focalizado principalmente en la familia, exigiendo en muchas ocasiones la implicación, el consentimiento y la dirección por parte del núcleo familiar. Por el contrario, la atención del adulto suele prestarla un único facultativo, está centrada sobre todo en el paciente, de quien se espera que sea autónomo e independiente, y en algunos casos tiene un marcado matiz investigador.

Conceptualmente, para el especialista pediátrico la transición sería la culminación de la atención continuada al niño. El pediatra se encarga de la salud del menor desde el momento del nacimiento hasta alcanzar la vida adulta, y su objetivo fundamental es conseguir que el adolescente alcance la madurez en las mejores condiciones tanto físicas como emocionales.

Esencial para el éxito de esta transición será el reconocimiento de que se trata de un proceso, no sólo de un hecho puntual en el tiempo. No consiste en el mero acto de entregar al paciente la información para que acuda a un facultativo de referencia. El momento del traspaso definitivo del paciente debe ser la culminación de un programa planificado que incluya la administración de una atención ininterrumpida apropiada al desarrollo y a la edad del paciente en cada momento, así como la promoción de sus aptitudes en la comunicación, la toma de decisiones, la seguridad en sí mismo y la autoestima, la responsabilidad, el autocuidado, la adopción de unos hábitos de vida saludables y la autonomía personal.

2   ¿Por qué es importante la transición?

La EII constituye a día de hoy la enfermedad crónica digestiva más relevante con que se enfrenta el pediatra especialista en gastroenterología. Por diferentes

	Niños y servicio de pediatría	**Adultos y servicio de adultos**
Enfermedad inflamatoria intestinal	Más enfermedad de Crohn Formas más graves y extensas (en enfermedad de Crohn y colitis ulcerosa) Duración de la enfermedad limitada Modificación en el curso de la enfermedad Tratamiento de inducción en la enfermedad de Crohn con nutrición enteral exclusiva La preocupación por la imagen corporal limita la cirugía	Colitis ulcerosa = enfermedad de Crohn Frecuentemente limitada Evolución prolongada de la enfermedad Tratamiento de los brotes y de las complicaciones Tratamiento esteroideo como inducción en la enfermedad de Crohn 80 % de los pacientes son operados a los 10 años
Planteamiento general	Centrado en la familia Conocimiento sobre la enfermedad limitado Toma de decisión por parte de los padres Papel pasivo, poca autonomía Consultas prolongadas	Centrado en el paciente Bien informado Toma de decisiones individual Autonomía Consultas breves y rápidas
Servicio	Orientación multidisciplinaria Facultativos con subespecialización en enfermedad inflamatoria intestinal Centros terciarios Acceso a medicamentos en ensayos clínicos Organización y tratamientos adaptados a la edad	Facultativo responsable En centros no académicos, gastroenterólogos generales Hospitales comarcales o secundarios Acceso variable a ensayos con fármacos Organización y tratamientos adaptados a la edad
Investigaciones	Pruebas diagnósticas habitualmente bajo anestesia general Alto riesgo de malignidad por radiación Habilidad en detección y tratamiento del retraso puberal y del fallo de crecimiento Complicaciones orales y de tramos gastrointestinales altos	Pruebas diagnósticas habitualmente bajo sedación consciente o sin sedación Menores riesgos de radiación Conocimiento limitado del retraso puberal y del fallo de crecimiento Vigilancia de condiciones secundarias (cáncer/osteoporosis/anemia)
Estilo de vida	Experimentación sexual Experimentación con alcohol/tabaco/drogas Presión de exámenes Empleo/mayores demandas de educación	Preocupación por fecundidad, contracepción y planificación familiar Deshabituación tabáquica Progresión en la carrera laboral Paternidad
Estrés psicológico	Ansiedad y depresión habituales Suicidio más común que en la población general	Asociado con enfermedad activa

Tabla 1. Diferencias entre el niño y el adulto, y entre un servicio pediátrico y uno de adultos, en cuanto a tipo de enfermedad, planteamiento general de la atención, provisión de servicios, acceso a investigaciones, estilo de vida y estrés psicológico, que pueden crear barreras a la transición en la enfermedad inflamatoria intestinal.

razones, la EII es el paradigma de enfermedad crónica complicada: alta morbilidad y curso potencialmente debilitante, evolución en forma de recaídas y remisiones, imprevisibilidad de las exacerbaciones, implicaciones en la vida social del paciente, impacto psicológico e impacto en la dinámica familiar. La EII del niño y del adolescente interfiere en su crecimiento, educación y desarrollo sexual, y con frecuencia puede retrasar la consecución de sus objetivos de madurez.

La EII de inicio pediátrico está experimentando un importante aumento en nuestro medio. Un estudio reciente llevado a cabo por la Sociedad Española de Gastroenterología, Hepatología y Nutrición Pediátrica ha demostrado que la incidencia de EII en la infancia se ha triplicado entre 1996 y 2009.[2] Este aumento ha motivado también un cambio en el modelo de asistencia a estos pacientes en las unidades de gastroenterología pediátrica, con la creación de unidades multidisciplinarias y la implicación de diferentes especialistas con el fin de dar una cobertura global a estos enfermos, tanto médica, como psicológica y socio-familiar.

Además, diferentes estudios han puesto de manifiesto que los periodos de transición son especialmente críticos para la evolución de la enfermedad, ya que algunos pacientes abandonan los controles médicos al dejar la atención pediátrica, se produce una mayor tasa de ingresos derivados de un mal control de la enfermedad y constituye una situación de riesgo para no cumplir con la medicación.

De todo lo anterior se deduce la importancia de establecer estrategias de continuidad en su tratamiento, que pasarán por la comunicación y el trabajo en común con el servicio de gastroenterología de adultos.

3   Datos disponibles en la literatura sobre la transición a los cuidados del adulto

Hasta hace pocos años apenas había en la literatura médica referencias a los procesos de transición en la EII, si bien experiencias en otras enfermedades (fundamentalmente fibrosis quística,[3,4] diabetes mellitus,[5,6] trasplante de órganos[7,8] y cardiopatías congénitas[9]) ya habían puesto de manifiesto que un programa estructurado de transición puede mejorar la adaptación del paciente y el control de la enfermedad. La mayoría de estos estudios sobre transición están basados en datos descriptivos, opiniones de expertos o encuestas en las cuales se pregunta acerca de las percepciones o experiencias de los pacientes, los familiares o los facultativos implicados. McDonagh *et al.*[10] desarrollaron en 2007 un programa de transición basado en las necesidades de un grupo de pacientes con artritis idiopática juvenil.[10] En su trabajo, midieron la calidad de vida basal y a los seis y doce meses del inicio de un programa de transición en 308 adolescentes, y hallaron una mejoría significativa tanto en los pacientes como en sus familiares. En resumen, la evidencia disponible en otras disciplinas pone de manifiesto que el proceso de transición a los cuidados del adulto constituye un periodo vulnerable, y que disponer de un programa estructurado de transición puede tener un efecto positivo en los resultados clínicos y psicosociales.

En la actualidad, aunque no hay ningún estudio a gran escala que haya comparado los resultados de los procesos de transferencia según si los pacientes con EII hubieran seguido o no un programa estructurado de transición, sí se dispone de algunos datos basados en experiencias limitadas. Así, en el congreso de la European Crohn's and Colitis Organization celebrado en Barcelona en 2012 se presentó, en forma de póster, la experiencia del hospital de Hull (Gran Bretaña) que evaluaba el impacto de un programa de transición en los resultados clínicos de un grupo de treinta y cinco adolescentes en comparación con otros dieciséis no incluidos en dicho programa. Los resultados mostraban diferencias significativas entre ambos grupos en beneficio del grupo de transición respecto a la adherencia al tratamiento, el número de ingresos, la necesidad de cirugía en los dos años posteriores y la proporción de pacientes de cada grupo que alcanzaba el máximo potencial de crecimiento.[11] Otros estudios han tratado de analizar la forma en que los pacientes adolescentes con EII son transferidos a los servicios de adultos, y ponen de manifiesto la variabilidad y los defectos y las limitaciones existentes. Así, en el año 2009, Hait *et al.*[12] publicaron los resultados de una encuesta realizada a más de 300 gastroenterólogos estadounidenses que trataban a adultos jóvenes afectos de EII transferidos desde unidades pediátricas, sobre diversos aspectos relacionados con la transición. Casi el 70 % de los encuestados reconocían como un problema el hecho de que estos pacientes tuvieran dificultades a la hora de identificar aspectos relacionados con su medicación (nombre, dosis, efectos secundarios), y la mitad de ellos consideraban insuficientes y problemáticos otros aspectos como el conocimiento que los pacientes tienen sobre su propia historia clínica, el aporte de informes médicos adecuados durante el proceso, la identificación de los efectos adversos del tabaco, las drogas y el alcohol sobre la salud, la capacidad de discutir el impacto de la enfermedad en su vida diaria (estudios, deporte, sexualidad…) y el conocimiento de grupos de apoyo social relacionados con la EII.[12] Es decir, esta encuesta ponía de manifiesto la necesidad de mejorar una serie de aspectos importantes en un programa de transición. Sin embargo, otro hallazgo importante lo constituía el hecho de que menos de la mitad de los facultativos encuestados (46 %) se consideraban a sí mismos competentes a la hora de manejar los aspectos relacionados con el desarrollo y la maduración de los adolescentes.

En otro artículo reciente, Fishman *et al.*[13] comunicaban los resultados de una encuesta realizada a cuarenta pacientes con EII de entre dieciséis y dieciocho años de edad integrados en un programa de transición, previamente al paso definitivo a una unidad de adultos.[13] Se les preguntaba sobre diferentes aspectos relacionados con su enfermedad. Respecto a la correcta identificación de la enfermedad (enfermedad de Crohn, colitis ulcerosa, colitis no clasificable, «no sé»), hasta el 98 % de los encuestados respondían satisfactoriamente. Las fuentes donde los pacientes recababan información más habitualmente eran Internet en el 65 % de los casos, seguida por el médico responsable (55 %), libros o folletos (15 %) y en última posición los padres (10 %). El conocimiento adecuado de los fármacos alcanzaba el 100 % en el caso de los inmunosupresores y esteroides, y para los agentes biológicos se situaba en torno al 85 %. En cuanto a las dosis, el 94 % de los pacientes en tratamiento con antiinflamatorios (esteroides, salicilatos) y el 82 % de los que recibían inmunosupresores conocían la dosis administrada. A la hora de identificar quién se responsabilizaba en general de ciertas tareas relacionadas con la enfermedad, los resultados ponían de manifiesto que, si bien los adolescentes reconocían encargarse habitualmente de la toma de la medicación y de la entrevista con el médico durante las visitas, otras actividades como la responsabilidad de concertar cita y de acudir a ella, el contacto con el equipo médico en caso de problemas o imprevistos, y la solicitud y recogida de las medicaciones, seguían siendo competencia casi exclusiva de los padres.

Respecto a las críticas ejercidas por los gastroenterólogos de adultos en cuanto al conocimiento de la enfermedad que tienen los pacientes al alcanzar la mayoría de edad, datos recientes del Sick Children Hospital de Toronto confirman este hecho: sólo el 22 % de los adolescentes encuestados podían reconocer adecuadamente la localización de su enfermedad y únicamente el 55 % recordaba el momento del diagnóstico.[14] Sorprendentemente, el conocimiento que tenían los padres tampoco era mucho mejor. Según estos resultados, y de cara a mejorar la comunicación entre el pediatra y el gastroenterólogo de adultos, en dicho centro se facilita al paciente una breve sinopsis de su historia clínica en un documento de bolsillo denominado «Mi pasaporte de salud»,[15] que forma parte del programa *The good 2 go transition programm.*[16]

4   Factores a considerar al poner en marcha un programa de transición

4.1   Modelos de transición

En la actualidad no existe un único modelo que pueda ser unánimemente recomendado, debido a la falta de estudios comparativos, y se han descrito varios. El método más sencillo (y el más alejado del concepto de transición ideal) es aquel en el cual al paciente, una vez llegado el momento del traspaso, se le administra una copia del historial médico más relevante para que sirva de carta de presentación al facultativo de adultos. Si bien se trata de un modelo fácil de llevar a cabo y barato, algunos datos disponibles sugieren que esta forma abrupta de transición causa un daño innecesario, falta de confianza y frustración en el gastroenterólogo de adultos.[17] Otro modelo consiste en la programación de visitas conjuntas entre el pediatra y el gastroenterólogo de adultos con el paciente. Un pequeño estudio sugería que la realización de una única visita conjunta de una hora de duración en la que el pediatra presentaba al enfermo el equipo médico de adultos y el planteamiento del seguimiento posterior, era considerado suficiente para el 85 % de los pacientes y para el 74 % de los padres, que referían estar preparados para el traspaso.[18] Impresiones semejantes comunicaban otros pacientes incluidos en un programa basado en diversas visitas conjuntas.[19] Por último, hay un tercer modelo caracterizado por la creación de una consulta específica de transición, que sirve como eje central en la preparación del adolescente para el traspaso. En esta consulta, habitualmente coordinada por personal de enfermería especializado en EII pediátrica, participan durante cierto tiempo de una forma integrada el resto del personal implicado: pediatra, gastroenterólogo de adultos, nutricionista, psicólogo… Así, de manera progresiva se va realizando el proceso con fluidez y sin cambios bruscos. Las ventajas reconocidas de este modelo son muchas.[20] Para el paciente, acudir a las consultas, con independencia de que sean en la unidad pediátrica o en la de adultos, facilita la sensación de continuidad y de toma de decisiones en común, todo ello ayudado por la presencia del personal de enfermería de confianza que sirve como nexo de unión en el proceso. Al pediatra gastroenterólogo le ayuda en el desarrollo gradual de la transición y le facilita comprobar las consecuencias de las decisiones tomadas en la edad pediátrica, así como familiarizarse con el proceso de toma de decisiones del gastroenterólogo de adultos. Y para este último, dicho modelo le facilita la comprensión del punto de vista del especialista pediátrico y le permite disponer del tiempo necesario para familiarizarse con un proceso de seguimiento previo de años de duración.

4.2 Protagonistas de la transición

Para asegurar su éxito, en la transición deberán participar diferentes actores. Obviamente, el protagonista principal del proceso será el paciente, de quien se espera que adquiera responsabilidades y habilidades para el autocuidado. La familia (habitualmente los padres) también tendrán un papel importante en el proceso, siendo necesaria la aceptación por su parte de un cambio en la función que hasta ese momento han tenido en la enfermedad del paciente. Al gastroenterólogo pediátrico se le debe exigir que facilite el tránsito promoviendo la adquisición de habilidades por parte del paciente y suministrando los datos clínicos e informes relevantes en la historia médica. Por último, el gastroenterólogo de adultos deberá a su vez facilitar el cambio desde una atención orientada habitualmente a la familia en su conjunto hacia otra atención centrada de manera específica en el paciente, para lo cual es probable que deba adaptar su práctica clínica habitual a esta situación específica.

4.3 El momento ideal de la transición

Como ya hemos comentado, la transición es un proceso, no un momento concreto. Por tanto, un programa de transición debe ser planificado con anticipación y flexibilidad, y con la aceptación tanto por parte del paciente como de la familia. Lo ideal es que dicho proceso venga precedido por una adecuada información, haciendo especial énfasis en sus ventajas. La edad en que los pacientes pediátricos son transferidos a los servicios de adultos varía en nuestro país según los centros: habitualmente es entre los 14 y los 16 años de edad en los hospitales generales y al cumplir la mayoría de edad en los centros específicamente pediátricos. Sin embargo, en los casos de enfermedades crónicas ha sido práctica habitual en muchos centros realizar el seguimiento hasta incluso pasados los 18 años. Por tanto, el

Factor determinante	Ideal
Edad cronológica	Entre 16 y 25 años
Independencia en el cuidado de la salud	No dependiente de los padres
Autonomía de decisión	Habilidad de tomar decisiones informadas
Preparación	Conocimiento de la enfermedad
Disposición	Se siente cómodo con el equipo de adultos
Disponibilidad de un especialista de adultos	Facultativo con especial interés en la enfermedad inflamatoria intestinal del adolescente
Situación clínica	Remisión clínica
Adhesión al tratamiento	Adhesión incluso en situación de remisión

Tabla 2. Objetivos específicos a alcanzar y que determinan el momento ideal para la transición.

momento de realizar la transición dependerá de qué sea lo habitual en cada centro. Pero, por otro lado, no todos los pacientes se adaptan a la enfermedad de la misma manera. Siempre que sea posible, el momento de la transición deberá ajustarse a la madurez del individuo, aunque por desgracia esta flexibilidad no siempre es posible y debe llevarse a cabo inexorablemente al alcanzar una edad cronológica determinada. En la tabla 2 se exponen los factores que determinan el momento ideal para la transición.

Se recomienda que la transición se realice en situación de estabilidad clínica de la enfermedad, preferentemente en remisión y en ausencia de cambios terapéuticos importantes.

4.4 Barreras para la transición

Este proceso muchas veces no es sencillo, ya que hay una serie de factores que pueden obstaculizarlo por parte de los diferentes protagonistas implicados. Tanto los propios pacientes como sus padres pueden sentirse temerosos ante los posibles cambios en el patrón de atención sanitaria.[21,22] Durante mucho tiempo se han enfrentado a situaciones difíciles que han requerido la toma de decisiones trascendentes, y lo han hecho con el apoyo de su equipo pediátrico, con el que han llegado a tener un grado importante de confianza. En contraste, pueden percibir al gastroenterólogo-internista menos implicado o sensibilizado respecto a las necesidades sociales y personales del enfermo y de su familia. En ocasiones, tanto los pacientes como sus padres refieren frustración respecto a la falta de flexibilidad a la hora de establecer el momento de realizar la transición. El propio paciente puede mostrarse reacio a pasar a una consulta de adultos, ya que eso supone abandonar el ambiente más familiar del ámbito pediátrico. De hecho, en ocasiones, permanecer bajo el cuidado pediátrico puede retrasar la maduración del paciente e incluso privarle de una atención apropiada a su edad real. El adolescente puede experimentar un sentimiento ambivalente; por un lado, desearía ser tratado en un ambiente más adecuado a sus expectativas de independencia, ser reconocido como el adulto que cree ser, y abandonar el ámbito hospitalario pediátrico en que ya se siente fuera de lugar, pero por otro lado desconfía de un nuevo equipo que le es ajeno y con el cual cree que le costará establecer lazos de confianza. Los padres, a su vez, pueden ser también reacios a abandonar un equipo médico que ha sido su punto de referencia durante un tiempo más o menos largo, y con el que han podido establecer vínculos afectivos fuertes. Hasta ese momento los padres se han sentido intensamente involucrados en el cuidado de su hijo, y en la nueva situación pueden sentirse desplazados o incluso ignorados, pues el tratamiento del paciente adulto se basará fundamentalmente en el consenso entre facultativo y paciente. Además, hay ocasiones en que los deseos del enfermo y de su familia discrepan, ya que algunos adolescentes, pese a compartir alguno de los recelos de sus padres, desearán ser tratados como adultos.

Por último, las actitudes de los diferentes profesionales médicos también pueden dificultar el proceso. El facultativo que ha tratado al paciente durante su edad pediátrica puede encontrar difícil transferirlo a otro profesional cuya práctica clínica puede no ser conocida por él. Incluso puede albergar la creencia de que los especialistas de adultos no están preparados para abordar los problemas psicosociales del enfermo crónico pediátrico. Esto hace que, con frecuencia, la atención de estos pacientes por parte de los equipos pediátricos se prolongue más de lo debido. Hasta un tercio de las unidades encargadas de niños con diabetes y con fibrosis quística reconocen continuar el seguimiento de estos pacientes por encima de los veinticinco años de edad.[23,24] Y por su parte, el gastroenterólogo de adultos puede opinar que el nuevo paciente es todavía algo inmaduro y su familia demasiado demandante e implicada, lo que conlleva una necesidad de explicaciones más prolongadas y exhaustivas.

Un estudio realizado en Gran Bretaña ha tratado de identificar las principales barreras existentes para un programa de transición. Para ello se realizó un cuestionario postal dirigido tanto a pediatras gastroenterólogos como a gastroenterólogos de adultos, con el fin de comparar las diferentes percepciones. La tasa de respuesta difería entre ambos grupos (62 % de los pediatras y 49 % de los gastroenterólogos de adultos). El desarrollo de un programa estructurado de transición era considerado como muy importante por el 80 % de los pediatras, en comparación con sólo el 47 % de los facultativos de adultos (p = 0,001). Una mayor proporción de gastroenterólogos de adultos respecto a los pediatras identificaba una inadecuada preparación de los adolescentes a la hora de realizar la transferencia (79 % frente a 42%, p = 0,001). Las principales áreas de deficiencia percibidas eran el desconocimiento de la enfermedad y la falta de autonomía. Ambos grupos de profesionales reconocían como principales barreras para el desarrollo de un programa de transición la falta de recursos, de tiempo y de apoyo por parte de otros servicios, considerando además que el volumen de pacientes en seguimiento no era lo suficientemente grande como para justificar la inversión. Tanto los pediatras (62 %) como los gastroenterólogos de adultos (65 %) reconocían una preparación subóptima en medicina del adolescente por parte de los facultativos de adultos.[25]

5 Recomendaciones para un programa de transición de pacientes pediátricos con enfermedad inflamatoria intestinal a los cuidados del adulto

Para tratar de crear las condiciones adecuadas para un programa de transición en EII, la North American Society for Pediatric Gastroenterology, Hepatology and Nutrition (NASPGHAN) estableció en 2002 una serie de recomendaciones.[26] En su documento se reconoce la importancia de que el momento de la transición sea establecido con flexibilidad, dependiendo de la edad establecida por el sistema sanitario o por el centro hospitalario para el paso desde la atención pediátrica a la asistencia adulta. Según el momento en que vaya a producirse la transición, se han propuesto diferentes objetivos para facilitar el proceso (véase la tabla 3).[27] En los primeros años de la adolescencia (10-12 años), el individuo debe poder describir su enfermedad, conocer el tratamiento y la dosis, y valorar el impacto de su enfermedad en la asistencia al colegio y en sus aspiraciones académicas. Al final de la adolescencia (16-18 años), el individuo debería ser capaz de tomar decisiones terapéuticas informadas, de pedir citas y asistir a ellas, tener en consideración su propia fecundidad y la necesidad de contracepción, y aprender a usar los servicios sanitarios de una manera flexible.

Edad	Paciente	Equipo médico
11-13 años	Puede identificar su patología Identifica sus tratamientos, las dosis y los efectos adversos Puede usar y leer un termómetro Puede referir el impacto de la enfermedad sobre su vida diaria	Introduce la idea de futuras vistas independientes Mantiene a los padres en la sala de espera durante parte de la visita
14-16 años	Identifica al equipo médico Conoce los nombres y objetivos de las pruebas y análisis realizados Conoce su historia clínica Conoce grupos sociales de apoyo a la enfermedad inflamatoria intestinal y otras organizaciones de la comunidad Comprende los riesgos de no cumplir los tratamientos Comprende el impacto de determinadas drogas y del alcohol sobre su enfermedad	Dirige todas las preguntas y las exploraciones al paciente Explora la actitud de los padres acerca de la toma de protagonismo por parte del paciente Determina cuándo el paciente quiere que sus padres estén o no en la habitación Inicia el debate sobre una posible transición Instruye al paciente sobre los nombres de la medicación y las dosis Instruye al paciente acerca de cómo contactar personalmente con el equipo médico para consultas o citas
17-19 años	Es capaz de buscar información acerca de su enfermedad Demuestra capacidad de concertar visitas médicas y de contactar con el equipo médico Puede hacerse cargo de los documentos, informes, peticiones…	Introduce el tema de posibles barreras a la transferencia Identifica posibles gastroenterólogos de adultos a quienes realizar la transferencia Estimula al paciente a reunirse y entrevistarse con el facultativo de adultos Recuerda al paciente y a su familia que a partir de los 18 años de edad el paciente tiene derecho a hacer sus propias elecciones en lo referente a la salud
20-23 años	Ha tenido conversaciones telefónicas con su gastroenterólogo de adultos Se fija una visita inicial con su gastroenterólogo en situación de estabilidad de la enfermedad	Provee al paciente de los informes médicos adecuados Transfiere dichos informes también al facultativo encargado finalmente del seguimiento posterior

Tabla 3. Lista de objetivos a conseguir por parte del paciente y del equipo médico basados en la edad cronológica del paciente. (Modificada de Hait E, et al.[27])

Según las recomendaciones de la NASPGHAN, el gastroenterólogo pediátrico debe empezar a visitar al enfermo sin sus padres, de cara a establecer una relación que promueva la independencia y la confianza en uno mismo, y que asemeje la futura relación que establecerá con el facultativo de adultos. Es importante introducir el concepto de la transición al paciente y a su familia con anticipación, enfatizando sus beneficios, como son la normalización del desarrollo, la promoción de la independencia y de la confianza en uno mismo, y la mejora del cumplimiento del tratamiento. Asimismo, debe transmitirse la necesidad de un seguimiento por un facultativo experto en una serie de problemas relacionados con la EII que normalmente no son tratados por pediatras, como fertilidad, vida sexual, embarazo y prevención del cáncer colorrectal, así como de otros problemas de salud habituales en la edad adulta no relacionados directamente con la enfermedad.

Una vez que se ha planteado la transición, el paso siguiente es identificar un gastroenterólogo habituado al tratamiento del adulto joven, alguien que reconozca que los jóvenes con EII de inicio pediátrico tienen unos condicionantes diferentes a los de un adulto joven con un inicio reciente de su enfermedad. Es importante que el pediatra facilite los informes médicos necesarios al nuevo facultativo de referencia, así como al paciente y su familia.

En el año 2011 se publicaron, también en Estados Unidos, unas nuevas guías clínicas sobre transición en EII.[28] En ellas se hacía especial hincapié en una serie de recomendaciones prácticas para el pediatra gastroenterólogo (véase la tabla 4)

Concienciación de que la transición es un proceso dinámico que debería comenzar ya en el momento del diagnóstico
Preguntar al paciente y a su familia las expectativas que tienen del proceso de transición
Aportar al paciente información sobre la enfermedad y el plan de tratamiento, tanto de forma oral como escrita
Dar la oportunidad al paciente, cuando se considere apropiado según el grado de madurez, de ser visitado en solitario, al menos durante una parte de la consulta
Crear un plan escrito de transición de manera conjunta con el paciente y su familia, revisable de manera anual
Remarcar las diferencias entre los cuidados pediátricos y de los del adulto en el momento en que surgen las situaciones (p. ej., en el caso de la colitis ulcerosa, educar a los pacientes en cuanto a que las colonoscopias de cribado han de realizarse a partir de los 10 años del diagnóstico, y que en las unidades de adultos dicha exploración se realiza habitualmente bajo sedación consciente)

Tabla 4. Recomendaciones para el pediatra gastroenterólogo para un programa de transición.

Tener en cuenta que el paciente pediátrico que acude a un servicio de adultos por primera vez puede no ser consciente de las diferencias entre ambos sistemas
Colaborar con el gastroenterólogo pediátrico con anterioridad al momento de la transferencia (mediante la participación en las consultas de transición, sesiones clínicas informativas...)
Anticiparse a las preguntas de los pacientes sobre la enfermedad inflamatoria intestinal, los planes de tratamiento y su impacto sobre la imagen corporal, la salud sexual, etc.
Educar al paciente en el conocimiento del sistema de salud del adulto
Contemplar una posible mayor duración de las visitas en los primeros momentos del proceso
Aceptar la posibilidad de que los padres puedan querer continuar teniendo un papel importante en el cuidado de su hijo, y asumir que el paciente inicialmente no pueda revisar la historia clínica sin su ayuda. Pese a que el objetivo es que el paciente alcance la autonomía y la responsabilidad, hay que tener en cuenta que el proceso puede ser gradual

Tabla 5. Recomendaciones para el gastroenterólogo de adultos para un programa de transición.

Diagnóstico (enfermedad de Crohn, colitis ulcerosa, enfermedad inflamatoria intestinal no clasificada)
Localización anatómica de la enfermedad
Manifestaciones extraintestinales
Año de diagnóstico y nombre del centro y de los profesionales que han estado implicados en su seguimiento
Fechas de los ingresos hospitalarios, motivos y acontecimientos remarcables durante ellos
Fecha de cirugía y tipo de intervención
Complicaciones de la enfermedad o de los tratamientos (fístulas, abscesos, infecciones oportunistas, pancreatitis, citopenia...)
Nombre y dosis de las medicaciones actuales y anteriores
Es capaz de solicitar citas para análisis y sabe cómo contactar para conocer los resultados
Es capaz de ponerse en contacto con su médico responsable en caso de recaída de su enfermedad
Es capaz de ponerse en contacto con el personal sanitario para solicitar recetas
Puede solicitar y gestionar sus citas en la consulta, y recuerda acudir en la fecha fijada
Comprende qué medicaciones pueden ser nocivas durante el embarazo y es capaz de comentar con su facultativo cuestiones relacionadas con la contracepción y la planificación familiar

Tabla 6. Conocimiento y habilidades que el adolescente debería haber adquirido en el momento der ser incluido en un programa de transición.

y para el gastroenterólogo de adultos (véase la tabla 5), señalando también el conocimiento y las capacidades que debería haber adquirido el paciente previamente a ser incluido en un programa de transición (véase la tabla 6).

6 Conclusiones

El periodo de la adolescencia y el paso a la vida adulta suponen una fase crucial en el manejo de las enfermedades crónicas de aparición en la edad pediátrica. Los programas de transición a los cuidados del adulto deben ir encaminados a asegurar una atención continuada adaptada en cada momento a las características físicas, emocionales y sociales de un individuo inmerso en un proceso de cambio. Para su éxito, es imprescindible la colaboración de todos los profesionales implicados en la atención sanitaria a estos pacientes, y resulta fundamental conseguir la aceptación y la implicación del paciente y de su familia. Dadas las diferentes circunstancias de cada centro o modelo sanitario, el desarrollo de un programa de transición puede variar. Sin embargo, pese a dicha variabilidad, debería ser responsabilidad de los facultativos implicados la incorporación de dichos programas a todo modelo de atención especializada y de calidad a la EII.

Bibliografía

1. Blum RW, Garell D, Hodgman CH, Jorissen TW, Okinow NA, Orr DP, *et al.* Transition from child-centered to adult healthcare systems for adolescents with chronic conditions. A position paper of the Society for Adolescent Medicine. J Adolesc Health. 1993; 14: 570-6.

2. Martín de Carpi J, Rodríguez A, Ramos E, Jiménez S, Martínez-Gómez MJ, Medina E. Increasing incidence of pediatric inflammatory bowel disease in Spain (1996-2009): the SPIRIT registry. Inflamm Bowel Dis. 2012; doi: 10.1002/ibd.22980.

3. McLaughlin SE, Diener-West M, Indurkhya A, Rubin H, Heckmann R, Boyle MP. Improving transition from pediatric to adult cystic fibrosis care: lessons from a national survey of current practices. Pediatrics. 2008; 121: e1160-6.

4. Tuchman LK, Schwartz LA, Sawicki GS, Britto MT. Cystic fibrosis and transition to adult medical care. Pediatrics. 2010; 125: 566-73.

5. Cadario F, Prodam F, Bellone S, Trada M, Binotti M, Trada M, *et al.* Transition process of patients with type I diabetes (T1DM) from paediatric to the adult health care service: a hospital-based approach. Clin Endocrinol (Oxf). 2009; 71: 346-50.

6. Holmes-Walker DJ, Llewellyn AC, Farrell K. A transition care programme which improves diabetes control and reduces hospital admission rates in young adults with type 1 diabetes aged 15-25 years. Diabet Med. 2007; 24: 764-9.

7. Annunziato RA, Emre S, Shneider BL, Dugan CA, Aytaman Y, McKay MM, *et al.* Transitioning health care responsibility from

caregivers to patient: a pilot study aiming to facilitate medication adherence during this process. Pediatr Transplant. 2008; 12: 309-15.

8. Annunziato RA, Parkar S, Dugan CA, Barsade S, Arnon R, Miloh T, *et al*. Brief report: deficits in health care management skills among adolescent and young adult liver transplant recipients transitioning to adult care settings. J Pediatr Psychol. 2011; 36: 155-9.

9. Reid GJ, Irvine MJ, McCrindle BW, Sananes R, Ritvo PG, Siu SC, *et al*. Prevalence and correlates of successful transfer from pediatric to adult health care among a cohort of young adults with complex congenital heart defects. Pediatrics. 2004; 113: e197-205.

10. McDonagh JE, Southwood TR, Shaw KL. The impact of a coordinated transitional care programme on adolescents with juvenile idiopathic arthritis. Rheumatology (Oxf). 2007; 46: 161-8.

11. Sebastian S, Cole RA, Houston Y, Kumar P, Ashton K, Ashok D, *et al*. Comparative evaluation of outcomes in adolescents with IBD on transfer from paediatric to adult health care services: a case for structures transition. J Crohns Colitis. 2012; 6 (Suppl 1): s129.

12. Hait EJ, Barendse RM, Arnold JH, Valiim C, Sands BE, Korzenik JR, *et al*. Transition of adolescents with inflammatory bowel disease from pediatric to adult care: a survey of adult gastroenterologists. J Pediatr Gastroenterol Nutr. 2009; 48: 61-5.

13. Fishman LN, Barendse RM, Hait E, Burdick C, Arnold J. Self-management of older adolescents with inflammatory bowel disease: a pilot study of behavior and knowledge as prelude to transition. Clin Pediatr (Phila). 2010; 49: 1129-33.

14. Benchimol EI, Walters TD, Kaufman M, Frost F, Fiedler K, Chinea Z, *et al*. Assesment of knowledge in adolescents with inflammatory bowel disease using a novel transition tool. Inflamm Bowel Dis. 2011; 17: 1131-7.

15. MyHealth Passport. Disponible en: http://www.sickkids.ca/Good2Go/What-we-do/MyHealth-Passport/index.htlm2009.

16. Good 2 Go Transition Programm. Disponible en: http://www.sickkids.ca/Good2Go/2009.

17. Escher JC. Transition from paediatric to adult health care in inflammatory bowel disease. Dig Dis. 2009; 27: 382-6.

18. Dabadie A, Troadec F, Heresbach D, Siproudhis L, Pagenault M, Bretagne JF. Transition of patients with inflammatory bowel disease from pediatric to adult care. Gastroenterol Clin Biol. 2008; 32: 451-9.

19. Van PietersonM, van der Toorn P, van der Wounde CJ, Escher JC. Transition of care in IBD: expectations and outcomes in adolescents and young adults. J Pediatr Gastroenterol Nutr. 2007; 44: e95.

20. Goodhand J, Hedin CR, Croft NM, Lindsay JO. The importance of structured transition care. J Crohns Colitis. 2012; 5: 509-19.

21. Busse FP, Hiermann P, Galler A, Stumvoll M, Wiessner T, Kiess W, *et al*. Evaluation of patients' opinion and metabolic control after transfer of young adults with type 1 diabetes from a pediatric diabetes clinic to adult care. Horm Res. 2007; 67: 132-8.

22. Moons P, Pinxten S, Dedroog D, Van Deyk K, Gewillig M, Hilderson D, *et al*. Expectations and experiences of adolescents with congenital heart disease on being transferred from pediatric cardiology to an adult congenital heart disease program. J Adolesc Health. 2009; 44: 316-22.

23. De Beaufort C, Jarosz-Chobot P, Frank M, de Bart J, Deja G. Transition from paediatric to adult diabetes care: smooth or slippery? Pediatr Diabetes. 2010; 11: 24-7.

24. Tuchman LK, Schwartz LA, Sawicki GS, Britto MT. Cystic fibrosis and transition to adult medical care. Pediatrics. 2010; 125: 566-73.

25. Sebastian S, Jenkins H, McCartney S, Ahmad T, Arnott I, Croft N, *et al*. The requirements and barriers to successful transition of adolescents with inflammatory bowel disease: differing perceptions from a survey of adult and paediatric gastroenterologists. J Crohns Colitis. 2012; 6: 830-44.

26. Transition of the patient with inflammatory bowel disease from pediatric to adult

care: recommendations of the North American Society for Pediatric Gastroenterology, Hepatology and Nutrition. J Pediatr Gastroenterol Nutr. 2002; 34: 245-8.

27. Hait E, Arnold JH, Fishman LN. Educate, communicate, anticipate. Practical recommendations for transitioning adolescents with IBD to adult health care. Inflamm Bowel Dis. 2006; 12: 70-3.

28. Leung Y, Heyman MB, Mahadevan U. Transitioning the adolescent inflammatory bowel disease patient: guidelines for the adult and pediatric gastroenterologist. Inflamm Bowel Dis. 2011; 17: 2169-73.

Índice analítico

www.ingramcontent.com/pod-product-compliance
Lightning Source LLC
La Vergne TN
LVHW060352200726
843506LV00003B/191